고령자진료의 바이블

노인을 위한 의학은 있다

지음
히구치 마사야 · 우에무라 타케시
감수
소리타 아츠시

옮김
김성혁

고령자진료의 바이블

노인을 위한 의학은 있다

첫째판 1쇄 인쇄 | 2023년 12월 11일
첫째판 1쇄 발행 | 2024년 1월 2일
첫째판 2쇄 발행 | 2024년 12월 27일

지 은 이 히구치 마사야, 우에무라 타케시
감 수 소리타 아츠시
옮 긴 이 김성혁
발 행 인 장주연
출판기획 김도성
출판편집 이민지, 김형준
편집디자인 김영준
표지디자인 김재욱
제작담당 황인우
발 행 처 군자출판사(주)
등록 제4-139호(1991. 6. 24)
본사 (10881) 파주출판단지 경기도 파주시 회동길 338(서패동 474-1)
전화 (031) 943-1888 팩스 (031) 955-9545
홈페이지 | www.koonja.co.kr

ISBN 979-11-7068-073-4
정가 25,000원

감수의 말씀

노년의학(Geriatircs)이 어렵다고 생각하는 분들이 많을 것 같습니다. 저도 그중 한 명입니다. 의과대학이나 수련의 과정에서 배운 대부분의 내용들이 부정당하는 것 같은 '뭔가 석연치 않은 느낌', 노년의학을 공부하다가 느껴본 적 있으시죠?

'RCT를 통해 효과가 밝혀졌어도 그 의학적 근거(evidence)가 꼭 옳다고는 할 수 없다'
'치료를 하면 QOL(삶의질)이 개선될 가능성은 높지만, 치료를 하는 것이 정말로 최선인지는 검토를 해야 한다'
'진단조차 할 필요가 없을지도 모른다'

머리로는 옳다는 걸 알고 있지만, "그럼, 의사는 왜 존재하는 거지?"라는 의문이 생길 겁니다.

우리는 의학의 기본적인 역할을 '개입(介入)'이라 생각합니다. '바이어스(bias)'라고 부르기도 하죠. 눈앞에 있는 질병은 '이상(異常)'이며, 그것을 치료하는 것이 의사의 임무라고 생각합니다. 의대생 시절을 돌이켜보면, 배운 내용들의 99%에는 그러한 개념이 당연하다는 듯이 포함되어 있었던 것 같습니다. 초기연수(初期研修)[1] 과정에서는 그 비율이 80% 정도까지 낮아지지 않았나 싶습니다. 그래도 여전히 80%입니다만.
최근까지도 크게 변화한 점은 없을 겁니다. 서양의학이 눈부시게 발전하고, 현대의학의 기초를 쌓기 시작한 지가 고작 150여 년도 되지 않았음을 감안하면(저는 역사학자가 아니니 세세한 부분은 넘어가 주세요!), 150년 전 선진국에 살던 인류의 평균 수명은 40-50세. 그야 뭐든지 치료를 하는 편이 좋겠죠.
어쨌든 의학이 '개입'해온 덕분에 평균수명이 크게 늘었으니, 인류의 행복에 분명히 기여를 했다고 할 수 있겠습니다. 애초에 "노화로 다리와 허리가 약해져서 약간의 생활보조가 필요한 90세 환자의 협심증을 어떻게 치료해야 할까…?"와 같은 문제 자체가 (거의) 존재하지 않았었죠.
 선현들의 노력 덕분에 다행히도 (불행히도?) 시대는 변화하여 우리들은 보다 복잡한 문제들을

1 역자 주: 한국의 인턴 과정에 해당한다.

매일 마주하게 되었습니다.

지금은 고령자가 기본 조건이 되어 [질병→치료]의 선형사고(線形思考)가 들어맞지 않는

경우가 많아졌기 때문입니다. 한편, 의학 교육은 아직도 '구시대적인' 부분이 많이 남아있습니다(아마 미국도 마찬가지일 것입니다). 그래서 앞서 말한 '뭔가 석연치 않은 느낌'을 느끼는 것이라 생각합니다. 임상현장에서의 과제가 변화하고 있는 가운데, 우리의 교육 시스템과 사고방식도 근본적인 변화가 필요합니다.

이 책은 그러한 '현대의료의 간극(gap)'을 본격적으로 다루고 있습니다.

'노년의학'이 아닌 '고령자진료'라는 제목을 선택한 것도, 이 책에서 주로 다루는 것이 임상현장에서의 진료와 거기서 발생한 과제이기 때문입니다.

저도 이 책을 통해 많은 것을 배울 수 있었습니다(제가 배움이 부족해서…). 그만큼 이 분야는 서적으로 정리된 자료가 얼마 없고, 전문성에 대한 인식도 아직 갈 길이 멀다고 생각합니다.

이 책의 저자는 미국에서 열심히 일하고 있는 노년의학과 전문의. 현직자만 알려줄 수 있는 심도 있는 내용이 가득 담겨 있습니다. 아메이로그[2] 시리즈의 첫 '교과서', 부디 즐겨주시길 바랍니다.

2020년 7월 길일(吉日)

시리즈 감수 소리타 아츠시(反田 篤志)

2 역자 주: あめいろぐ, Ameilog; 재미일본인 의료종사자 정보 공유사이트(http://ameilog.com/)

저자 서문

여러분, 안녕하세요. 히구치 마사야(樋口雅也)입니다. 현재 보스턴의 매사추세츠 종합병원에서 의사로 근무하고 있습니다. 고령자를 대상으로 한 외래와 병동 진료, 그리고 완화케어[3]를 전문으로 하고 있습니다.

이 책은 고령자진료의 핵심을 꿰뚫는, 지금까지 없었던 의학 서적입니다.

고령자진료는 복잡합니다. 여러 가지 요인들이 서로 영향을 끼치며, 고령 환자의 상태나 그 주변 상황은 언뜻 보기에 카오스(chaos)처럼 보입니다. 다뤄야 할 정보가 많고 서로 복잡하게 얽혀 있습니다. '앓고 있는 만성질환은 다양하고', '치매, 인지증(認知症)도 있고', '복용하는 약은 셀 수 없이 많고', '간병도 필요하고', '가족이랑 떨어져 살고 있고' 등. 이와 같은 고령자진료의 복잡함에 압도당해서

문득 정신을 차리면 '사고 정지(思考停止)' 상태에 빠져 있습니다.

생각을 멈춰버리면 '아무것도 하지 않는다' 혹은 '모든 걸 다 한다' 등 의사가 취할 수 있는 행동은 극단적이게 됩니다.
정말 그걸로 괜찮을까요? '아무것도 하지 않는다'와 '모든 걸 다 한다' 사이에는 무언가 고령자에게 중요한 것이 있지 않을까요?

그럼, '사고 정지' 상태에서 빠져나갈 수 있도록 도와주세요[연수의[4]의 목소리]

네, 이 책을 쓴 이유가 바로 그것입니다. 초고령사회에서 고령자진료는 모든 의료인에게 있어

3 역자 주: 緩和 care; 치료할 수 없는 병을 앓고 있는 말기 환자와 그 가족의 삶의 질 향상을 위하여 여러 전문가가 환자와 환자 가족을 돌보는 일, 혹은 암 등 질환에 의한 통증이나 고통을 경감시키는 처치법을 뜻한다. 어감을 살리기 위해 완화치료 대신 '완화케어'라는 표현을 그대로 사용한다.

4 역자 주: 수련의

'나 자신의 일'입니다(피해갈 수 없습니다!). 그러므로 언뜻 보기에 카오스와 같은 고령자진료를 되도록 심플하게 이해할 수 있도록 노하우와 실전 tip을 이 책에 가득 담았습니다.

카오스를 심플하게라뇨? 말도 안 돼요!

물론 복잡하긴 합니다. 그러나 '생각을 멈추지 않는 것'. 무엇보다 이 점이 가장 중요하기에 '일단 고령자진료를 심플하게 이해하고 첫발을 떼었으면 좋겠다'라는 마음으로 책을 썼습니다. 끊임없이 생각함으로써 고령자진료의 수준을 전반적으로 끌어올릴 수 있습니다. 의료인 한 명 한 명이 조금씩 고령자진료를 보다 발전시키고자 한다면, 고령자가 누릴 의료 서비스는 '언제든지', '어디에서든', '현격하게' 좋아집니다. 이 책의 목표는 바로 이것입니다.
지금까지 '모르고 있었던' 혹은 '정리되지 않았던' 고령자진료의 노하우와 실전 tip은 이미 여러분의 머릿속에서 싹을 틔우고 있을 겁니다. '생각을 멈추지 않는 것'. 이 책이 이를 깨닫는 계기가 되어 고령자진료의 A부터 Z를 습득하는 데 도움이 되었으면 좋겠습니다.

그것이 '핵심을 꿰뚫는 고령자진료'이군요.

네. 깨달음은 이미 당신 안에 있습니다.

마지막으로 집필을 제안해주신 아메이로그 시리즈 감수의 소리타 아츠시(反田 篤志) 선생님, 미국 최고의 고령자·완화케어 의료기관인 마운트 사이나이(Mount Sinai) 병원에서 수련을 받은 우에무라 타케시(植村健司) 선생님, 그리고 호도타 야스히로(程田靖弘) 님을 비롯한 丸善(마루젠) 출판편집부 선생님들의 노고에 감사드립니다.

2020년 7월 길일(吉日)
초여름의 MGH 보스턴 사무실에서
공저 히구치 마사야(樋口 雅也)

역자 서문

고혈압, 당뇨, 요실금 등 만성 내과질환.
퇴행성 슬관절염, 척추협착증과 같은 퇴행성 근골격계 질환.
고령 환자에게 흔한 인지기능장애인 섬망과 인지증(치매).
그리고 사랑하는 이의 마지막을 지켜보는 가족들의 상처 입은 마음까지.
인류사가 시작된 이후로 끊임없이 나와 가족, 공동체 옆을 맴돌며 존재해왔던 질환들이지만 이토록 그들의 그림자가 짙었던 적은 없었던 것 같습니다.
인류가 더욱 더 건강해지면서 역설적이게도 노화로 고통받는 사람들이 많아졌습니다.
유례없을 정도로 커진 건강에 대한 관심, 헬스케어 산업 규모 그리고 의료비 지출이 이를 가늠하게 해줍니다.

"고령화사회가 되어갈수록 의료, 그리고 의료인에 대한 수요가 크게 늘 것이다."
혹자는 노화 의료 산업의 성장을 기대하며 미래를 준비하고, 혹자는 의료 시장의 블루오션을 찾아 희망찬 꿈을 꾸곤 합니다.
그러나 이들의 미래와 꿈 사이에,

진정으로 노화와 죽음에 직면한 이들의 안식을 위한 의료가 있다고 자신 있게 말하기는 어려울 것 같습니다.

환자에게 어떤 약과 수술을 권할지를 궁리하며 의료적 개입에 집중하는 사람들도 있을 것이고, 어떤 경우에는 별다른 관심없이 계속 해왔던 진료 습관을 이어가는 이들도 있을 것입니다.
"노인의학? 고령자진료? 이미 내가 보는 환자의 절반 이상이 65세 이상 환자분들인데…"
"딱히 별다른 문제도 없었고 가이드라인도 잘 나오는데 바쁜 임상 중에 따로 뭔가를 더 배워야 하나요?"
의료 현장에서 바쁘게 뛰어다니고 있는 한 명의 임상의로서 위와 같은 반응들에 십분 공감하고 이해하는 바입니다.
그러나 이해할 수 있어도, 하면 안 되는 그리고 해야만 하는 일들이 있는 법입니다.

인지증을 가진 환자를 외래에서 인지증이라 진단하지 않고 넘어가거나 진료 차트에 기재하지 않는 경우가 무려 60%가 넘는다는 고령자진료의 현황 보고.[5]
고령 환자의 현저한 체중감소의 원인이 사실은 항생제, 항히스타민제로 인한 미각 변화 및 구강 건조로 인한 것이었다는 임상보고들.[6]
약물 부작용뿐만 아니라 (진단을 놓쳐 적절한 의학적 처지를 받지 못한) 인지증으로 식사를 하는 것을 잊거나, 노화로 인해 생긴 신체적 문제로 식사 준비 및 섭취가 어려워져 급격히 체중이 감소한 사례들.
고령자진료에서 마땅히 고려해야 하는 경우와 기본 지식들을 모르고 있다면 위와 같은 상황에서 의료진은 암 진단을 위한 검사를 한 후, 별다른 이상이 없으면 노화로 인한 현상으로 여기며 여타 내과적 문제 등을 고려할 것입니다.
치과의사는 별다른 내과적 원인이 발견되지 않았다면 고령 환자에게 흔한 치아 및 구강 질환으로 인한 식욕 부진을 의심할 것이며, 한의사의 경우 서양의학적 관점에서 특별한 소견이 없다면 한의학적 진단을 통해 식욕부진의 원인을 진단하고 소화기 한약 처방을 고려할지도 모릅니다.

각자의 의료 현장에서 가장 알맞고 적절한 의학적 접근이겠지만,

문제의 원인은 다른 곳에 있는 경우가 고령자진료에서는 흔합니다.

이때까지 겪어왔던 의학적인 문제들보다 한층 더 복잡하게 얽혀 있으나, 완만한 질환 진행으로 인해 간과하기 쉬운 것이 바로 고령자진료입니다.
그러한 문제들을 먼저 직면하고 진정으로 환자를 위한 고령자진료를 보급하고 싶다 생각한 의료진의 생각과 현장 노하우를 소개하고 싶었습니다.
그래서 꺼내든 책이 이 책, 『노인을 위한 의학은 있다 - 고령자진료의 바이블』입니다.

저와 소중한 인연을 맺어주신 환자분들과 항상 고마운 가족들과 친구들.
그리고 나를 위한 고령자진료를 위하여 이 책이 조금이나마 보탬이 되기를 기원합니다.

역자 김성혁

5 Valcour VG, Masaki KH, Curb JD, et al. The detection of dementia in the primary care setting. Arch Intern Med. 2000;160(19):2964-8.
6 Gaddey HL, Holder K. Unintentional weight loss in older adults. Am Fam Physician. 2014;89(9):718-22.

저자 소개

감수

소리타 아츠시(反田 篤志)

2007년 도쿄대학 의학부 졸업

2009년 오키나와 현립 중부병원에서 초기연수 수료

2012년 베스 이스라엘 메디컬센터(현: 마운트 사이나이 베스 이스라엘)에서 내과연수 수료

2015년 메이요 클리닉에서 예방의학 펠로우쉽·병원의학 펠로우쉽 수료

미국내과전문의, 미국예방의학전문의, 공중위생학석사, 예방의학·의료의 질 향상을 전문으로 한다. 재미일본인의 건강증진에 기여하는 것을 목표로, 미국의료정보 플랫폼 [あめいろぐ] (http://ameilog.com/)을 공동설립

저자

히구치 마사야(樋口 雅也)

2005년 나고야시립대학 의학부 졸업

2010년 남일리노이대학에서 가정의료학 연수 수료

2012년 하와이대학에서 노년의학 및 의학교육 펠로우쉽 수료

2012년 남일리노이대학 가정지역의료학과 조교, 노년의학 프로그램 디렉터

2018년 뉴욕·콜롬비아 대학병원에서 완화의료 펠로우쉽 수료

2018년 하버드대학 의학부, 매사추세츠 종합병원 완화노년의료과 지도의

미국가정의료전문의, 미국노년의학전문의, 미국 호스피스·완화의료전문의, 공중위생학석사(의료정책관리학전공). 미일 양국에서 수많은 고령자진료·완화케어 교육에 종사하고 있다.

우에무라 타케시(植村 健司)

2008년 도야마대학 의학부 졸업

2010년 도쿄대학 의학부 부속병원에서 초기 연수 프로그램 수료

2010년 사쿠시립아사마종합병원 내과지도의

2013년 마운트 사이나이 베스 이스라엘 병원 내과 레지던트

2016년 마운트 사이나이 의과대학 노년의학과&완화의료과 펠로우

2018년~ 하와이대학 노년의학과&완화의료부문 조교

미국내과전문의, 미국노년의학전문의, 미국 호스피스·완화의료전문의, 일본내과인정의. 의료 커뮤니케이션 트레이닝 바이탈 토크 일본판(facebook.com/vitaltalk.jp)를 공동설립. 의견·질문은 여기에(twitter.com/druemura)

목차

목차

목차

제3부 고령자진료의 Hot Spot(노년완화케어 등)

PART 1

왜 지금 고령자진료를 배워야 하는가?

1장

노년의학과(Geriatrics)란 무엇인가?

Charioteer, this man is weak and slight, his flesh and blood withered, his skin wrinkled, white hair, lost teeth, and body very frail, he walks in pain upon a staff - who is he ?

from the book『The Life of the Buddha』
- Tenzin Chogyel

마부여, 이 사람은 약하고 가냘프고 그의 살과 피는 메말랐으며 그의 피부는 주름지고 머리카락은 백발이며 치아는 빠지고 몸은 매우 연약하며 고통스럽게 지팡이를 짚고 걷는다 - 그는 누구인가?

샤카족의 왕자였던 가우타마 시다르타(기원전 500-600년경, 훗날의 부처)가 자신이 살던 왕궁 밖으로 나가, 태어나서 처음으로 '늙음'을 목격하고 충격을 받았을 때 한 말입니다. 그는 잇달아 '병'과 '죽음'을 목격하고, 고통에서 벗어나게 해줄 구원을 찾아 출가를 결심했습니다. 이처럼 '늙음'은 기원전부터 사람들의 고통의 주요 원인 중 하나였습니다.

그러나 사회적으로 '늙음'이 문제가 된 것은,

인류 역사상, 지금 막 벌어진

일입니다. 의료의 발전과 공중위생의 개선에 따라 인류의 평균 수명이 극적으로 늘고 사회적으로 고령화가 진행된 것은 최근 100여 년에 지나지 않기 때문입니다(그림 1-1).

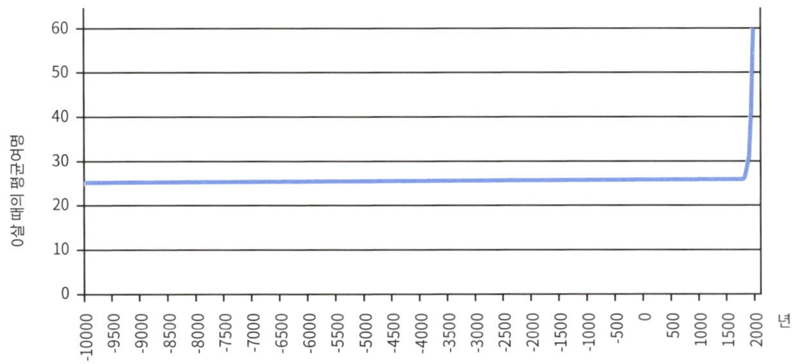

그림 1-1. 인류 평균 수명의 변천사(기원전 1만 년-2003년)
1820년 이전의 평균 수명은 20-30년으로 추정된다(평균 수명을 25세로 함).

사회 시스템과 의료는 오랜 역사를 거쳐 발전해왔기에, 기존의 방식으로 이러한 갑작스러운 평균 수명 증가에 대응하는 것은 무리가 있습니다. 그러한 가운데 고령자 특유의 문제에 특화한 전문과인 노년의학과(geriatrics)는 사회적 요구에 부응하기 위해 발전해 왔습니다.

노년의학과는 1909년에 뉴욕의 마운트 사이나이 병원의 의사였던 Ignatz Leo Nascher(1863-1944년)가 고령자진료를 전문으로 한 분과를 확립해야 할 필요성을 설파한 데서 비롯되었다고 합니다. 1942년에 미국노년의학회(American Geriatrics Society, AGS)가 설립되어 현재 회원수는 약 6,000명입니다. 수많은 대학병원에 노년의학과가 개설되었고, 노년질환 전문의도 7,000명 이상 있습니다.

핵심포인트 1

노년의학과 의사는 고령자 특유의 문제에 정통한 프로!
[Geriatrician 9개 조항]을 보라!

그런데 노년의학과란 무엇일까요? 미국노년의학회는 이를 '고령자를 케어하기 위해 특화된 과'라고 정의하고 있습니다. 그래서는 무슨 말인지 전혀 알 수 없습니다[사실 저도 옛날에는 노년의학과가 어떤 과인지 전혀 이해할 수 없었습니다]. 일본에서는 내과의사가 담당하는 환자 대부분이 고령자이고, '고령자를 진찰하는 방법 정도는 나도 알고 있거든?'이라고 생각했기 때문입니다. 하지만 실제로는,

노년의학과는 일반내과와 많은 차이점이 있는

분야입니다. 제 나름대로 그 차이를 설명해 보겠습니다.

노년의학과 의사란…? [Geriatrician 9개 조항]

1. 장기(臟器)별·질환별이 아닌 횡단적(横断的)인 관점에서 노년증후군에 대응할 수 있다.
2. 타 직종과의 팀플레이의 중요성을 잘 이해하고 있다.
3. 간병인에 대한 고려도 잊지 않는다.
4. 합병증 예방에 항상 신경을 쓴다.
5. 의학적 근거(evidence)의 한계를 알고 있다.
6. 생존 기간뿐만 아니라 기능, QOL[1], 증상 관리를 치료목표로 삼는다.
7. 환자의 가치관을 파악하고 치료목표에 반영한다.
8. 치료목표와 간병 상황 등을 고려하여 최적의 치료 환경을 고를 수 있으며, 그 과정에서 충분한 의사소통을 한다.
9. 완화케어의 기초를 숙지하고 있다.

1 역자 주: Quality of life, 삶의 질

핵심포인트 2

장애를 예방하고, 질병을 넘어 사람을 살핀다

그럼, [Geriatrician 9개 조항] 중 앞 4개의 조항부터 살펴보겠습니다.

1) 노년의학과 의사는 장기별·질환별이 아닌 횡단적(橫斷的)인 관점을 갖고 노년 증후군에 대응할 수 있다.

내과에서는 장기(臟器)별로 전문과가 나눠져 있습니다만(순환기내과, 호흡기내과 등), 노년의학과는 장기를 넘어 환자 그 자체를 진찰합니다. 노화는 다양한 장기에 영향을 주기 때문에 장기별 진료로는 도저히 대응할 수 없기 때문입니다. 따라서 노년의학과 의사들은 노화로 인한 각 장기에의 영향을 항상 고려하고 횡단적(橫斷的)인 관점에서 진료를 봅니다.

따라서 노화로 인해 자주 발생하는 노년증후군(geriatric syndrome, GS)(표 1-1)에 정통하여 이를 감지하고 적절히 치료 혹은 예방하는 데 뛰어납니다. 또한 고령자의 경우 병에 걸렸을 때 젊은 사람과는 다른 증상을 보이는 경우가 많은데, 노년의학과는 이러한 고령자의 비전형적인 증상에도 대응할 수 있도록 훈련되어 있습니다.

표 1-1. 대표적인 노년증후군

섬망
인지기능저하
낙상(落傷[2])
실금
우울
청력·시력장애
체중감소
연하장애
폴리파머시(다약제복용; poly-pharmacy[3])
기능장애·프레일티(노쇠; frailty[4])
다질환병존(竝存)

2) 노년의학과 의사는 타 직종과의 팀플레이의 중요성을 잘 이해하고 있다.

고령자는 신체의 장애뿐만 아니라 그 외 영역(기능, 사회, 정신, 경제, 종교 등)에서의 문제도 복잡하게 얽혀 있는 경우가 많습니다. 따라서 신체적 장애에만 얽매이지 않는 넓은 시야가 필요합니다. 그리고 그 외 영역의 문제를 감지했다면 적절한 도움을 얻을 필요가 있습니다. 그래서 노년의학과는 다직종(多職種) 간의 연계가 정말 중요합니다. 의사는 툭하면 모든 것을 자신이 해결해야 한다고 생각하는 경향이 있지만, 노년의학과 의사는

2 역자 주: 転倒(구르고 넘어짐) 대신 국내 의료진에게 보다 익숙한 단어인 낙상으로 변경한다.
3 역자 주: 다약제복용이라는 표현보다는 영어 발음대로 폴리파머시로 표기한다.
4 역자 주: 일본에서는 '티' 발음을 생략하여 '후레이루(フレイル)'로 발음한다. 여기서는 영어 본래 발음을 살려 프레일티라고 표기한다.

의사가 할 수 있는 일의 범위와 한계를 확실하게 인식

하고 있으며 다직종(多職種) 팀[5]과도 수월하게 연계 플레이를 합니다. 미국에서는 각각의 직종이 전문직으로서의 자부심을 갖고 일을 하고 있으며, '의사는 다른 직종보다 우월하다'는 풍조는 전혀 없습니다. 노년의학과의 회진에는 의사뿐만 아니라 사회복지사나 약사 등이 같이 회진하는 경우가 많으며, 여러 직종 간의 미팅도 활발히 이뤄지고 있고 항상 다른 직종과의 연계를 취하고 있습니다. 미국노년의학회의 임원도 의사뿐만 아니라 간호사와 사회복지사 등이 포함되어 있습니다.

3) 간병인에 대한 고려도 잊지 않는다.

고령자는 여러 방면에서 간병인(caregivers)의 도움을 필요로 합니다. 미국에서는 4천만 명 이상의 사람이 간병과 관련된 직업을 갖고 있는 것으로 예측되고 있습니다. 간병은 신체적, 정신적, 경제적인 부담을 주기 때문에 간병을 하고 있는 가족(혹은 이에 해당하는 사람)에 대한 지원도 노년의학과에선 중요합니다. 그렇다 해도 '환자 가족의 우울증을 그 자리에서 진단한다'든가 그런 건 아닙니다. 우선 간병인의 부담을 고려하고, 격려와 함께 '도움이 필요하진 않으신가요?'라고 물어보며, 필요하다면 사회복지사나 그 외 필요한 인적 자원을 소개해 드립니다. 가족이 간병 스트레스에 잘 대처할 수 있다면, 환자의 케어도 원활해지고 불필요한 응급 외래 진료나 재입원을 줄일 수 있습니다.

4) 노년의학과 의사는 합병증 예방에 항상 신경을 쓴다.

노년의학과 의사는 고령자 특유의 합병증(섬망, 약물 부작용, 낙상, 조기 재입원

---

5 역자 주: IDT (interdisciplinary team; 다학제 팀)

등)에 정통하여, 어떻게 이러한 질환을 예방할 수 있을지 항상 신경 쓰고 있습니다. 이는 일반적인 내과적 지식만으로는 충분하지 않고, 고령자 특유의 위험 요소(risk)를 알고 있기에 할 수 있는 일입니다. 또한 노년의학과 의사는 고령자의 수술 전 평가를 노년의학과의 관점에서 평가하여 수술 후 합병증 예방을 돕고, 애초에 '정말로 그 수술을 하는 것이 환자에게 득(benefit)이 되는 것인가?'를 환자와 함께 의논합니다. 고령자의 질환을 치료하는 것뿐만 아니라, '장애를 예방하고 환자에게 주어진 시간을 최대한 그 사람답게 살게 하는 것'을 사명으로 여기기 때문입니다.

핵심포인트 3

의학적 근거의 한계와 올바른 사용법을 알고 있다

이어서 [Geriatrician 9개 조항]의 나머지 5개 항목들도 살펴보겠습니다. 이미 머릿속이 꽉 찼다고요...? 중요한 부분이니 조금만 더 힘내봅시다!

5) 노년의학과 의사는 의학적 근거(Evidence)의 한계를 알고 있다.

현대 의료의 기초를 이루고 있는 의학적 근거의 대다수는 초고령자(90세 이상)나 여러 만성질환을 앓고 있는 환자를 대상에서 배제하고 만들어진 것입니다. 실제로 Zulman 등이 NEJM 등 주요 저널에 2007년도에 게재된 109건의 RCT를 조사한 결과, 그 중 65% 이상이 연령과 만성질환 등을 이유로 대상에서 제외되었다는 것을 밝혀냈습니다. 즉, 여러분이 '의학적 근거(evidence)'라고 부르며 일상 진료에서 자주 사용하고 있는 것의 대부분은,

중증도의 인지증(認知症)이 있고
여러 가지 만성질환을 앓고 있고
보행기능이 저하된

고령 환자를 배제하고 작성되었을 가능성이 높고, 위와 같은 고령 환자에게 그대로 적용하지 못할 가능성이 있다는 것입니다. 노년의학과 의사는 이러한 의학적 근거의 한계를 고려하도록 훈련받았으므로 의학적 근거를 있는 그대로 수용하는 일은 없습니다.

6) 노년의학과 의사는 생존 기간뿐만 아니라 신체기능(Function), QOL, 증상 관리를 치료목표로 삼는다.

젊은 환자 대상으로는 일반적으로 '질환 치료', '생존기간 연장'을 치료목표로 삼지만, 고령자 대상으로는 그렇지 않은 경우가 종종 있습니다. 왜냐하면 고령자는 다양한 만성질환을 앓고 있으며, 노화의 영향도 있기에 질환 치료가 현실적이지 않은 경우가 많기 때문입니다. 또한

생존기간 연장을 목표로 함으로써
오히려 신체기능, QOL이 현저하게 떨어지는

경우가 있기 때문입니다. 따라서 다양한 치료목표를 세우는 것이 중요합니다. 그러기 위해서는 고령 환자의 신체기능과 증상에 대한 평가 방법을 숙지하는 것이 중요하며, 노년의학과 의사는 그러한 평가를 할 수 있도록 훈련되어 있습니다.

7) 노년의학과 의사는 환자의 가치관을 파악하고, 치료목표에 반영한다.

거듭 말씀드리지만, 기존의 의학은 '생존기간 연장', '질환 치료'를 목표로 연구하고 발전해왔습니다. 그러나 고령자의 경우, 위와 같은 목표가 '선(善)'이 되지 않는 경우가 있다는 걸 명심해야 합니다. 우선 '환자가 무엇을 중요하게 여기고 있는가' 등 환자의 가치관을 잘 파악하여, 이를 실현 가능한 방식으로 치료계획에 반영

하는 것이 중요합니다. 노년의학과 의사는 이를 위한 방법을 잘 알고 있습니다. 이것은 기존의 informed consent[6] 방식으로는 좀처럼 할 수 없는 일이며, 통상적인 의학 교육에서는 가르치지 않는 것입니다.

미국의 노년의학과 연수 프로그램은 의사소통 훈련을 포함하는 경우가 많고, 또한 다양한 가치관을 수용할 수 있는 역량(cultural competency)이 필요하므로 다양한 문화적 배경과 가치관을 접하는 훈련도 포함되어 있습니다.

8) 노년의학과 의사는 치료목표와 간병 상황 등을 고려하여 최적의 치료 환경을 고를 수 있으며, 그 과정에서 충분한 의사소통을 한다.

고령자의 경우, 환자의 기능과 간병 체계의 상황에 따라 적절한 치료 현장을 선택해야 합니다. 예를 들어 본인이 집에 머무르고 싶어하더라도, 간병(인)이 필요한 경우 요양원에 입소해야 할 수도 있습니다. 또한 간병 서비스를 충실히 활용하고 방문진료 등도 활용한다면 자택치료가 가능할지도 모릅니다. 그러한 계획을 세우기 위해서는 다양한 치료 현장에 대한 득실에 정통하고 간병 서비스에 대해 어느 정도 지식을 갖고 있어야 합니다.

또한 사회복지사와의 긴밀한 협력이 필요합니다. 요양시설 등 다른 장소로 이동할 때, 이어서 케어를 담당할 팀과의 연락도 필요합니다. 자신의 담당이 끝났다고 모른 척할 것이 아니라, 그 후에도 환자의 케어가 차질 없이 이뤄질 수 있도록 적절한 정보를 전달하도록 노년의학과 의사는 훈련받고 있습니다.

6 역자 주: 사전 동의; 생명윤리의 법리로, 환자에게 의학적 치료를 실시/제공하기 전 의사가 의료상의 진실을 환자에게 알리고 동의를 구하는 것을 말한다.

9) 노년의학과 의사는 완화케어의 기초를 숙지하고 있다.

고령자를 돌볼 일이 많은 노년의학과에서는 완화케어의 기초지식이 필요합니다. 물론 노년의학과 연수 프로그램에서는 완화케어를 담당하는 과에 로테이션을 하도록 되어 있습니다. 실제로 노년의학과와 완화케어는 공통적인 부분이 많아 미국노년의학회에서도 완화케어 관련 연구가 활발히 발표되고 있습니다. 또한 이 책의 저자처럼 노년의학과와 완화케어 전문의 자격 둘 다 취득하는 사람도 적지 않습니다. 일본에서의 완화케어는 기본적으로 악성질환에 국한되지만, 미국에서는 그러한 제한이 없고 어떤 질환이든 필요하다면 완화케어를 받을 수 있으며 호스피스 서비스도 이용할 수 있습니다. 따라서 고령자 환자 대다수가 마지막에는 호스피스 서비스를 이용하고 사망하는 경우가 많습니다.

또한 고령자는 여러 가지 질환이 복잡하게 얽혀 있기 때문에 명확한 진단이 안 되는 경우도 있는데, 이는 특히 질환 말기에 현저히 많습니다. 내과에서는 '증상 → 진단 → 치료' 순으로 접근합니다만, 이는 역으로 말하자면 '진단이 내려지지 않는 경우에는 속수무책'일 가능성이 있다는 것입니다. 추가로 전이성 암이나 말기 심부전 등 원인 질환에 대해 치료가 현실적이지 않은 경우도 있을 것입니다. 완화케어의 지식이 있다면, 진단이나 원인 질환의 치료가 곤란하더라도 증상 자체를 케어한다는 접근을 할 수 있기에 고령자의 말기 질환에도 적절히 대응할 수 있습니다.

핵심포인트 4

노인의학과 보급률이 30%에 지나지 않는 일본 현황, 고령자에게 최선의 케어를 제공하기 위해서는

여기까지 읽어보셨다면 노년의학과는 내과의 분과이긴 하지만, 일반 내과와는 다른 다양한 접근법을 통해 고령자진료에 임하고 있다는 걸 알게 되셨을 것입니다.

그렇다면, 고령자는 모두 노년의학과 의사에게 진료를 받는 편이 좋을까요?

물론 고령자의 수를 고려한다면 이는 비현실적이고, 일반적인 내과적 접근으로도 문제가 없는 경우도 많습니다. 미국노년의학회에서는 이하의 고령자 그룹에 대해 노년의학과 의사에게 진료받을 것을 권하고 있습니다.

노년의학과 의사에게 진료받는 편이 좋은 고령자

- 기능장애 혹은 프레일티[7]에 해당하는 고령자
- 환자의 가족이 간병으로 인한 심한 스트레스를 느끼고 있는 상황
- 고령 환자와 그 가족이 여러 전문과에 내원하며 복잡한 치료를 이어나가는 데 어려움을 느끼기 시작했을 때

또한 미국에서 노년의학과 의사는 다양한 곳에서 활약하고 있습니다.

7 역자 주: frailty; 허약, 노쇠

노년의학과 의사의 활약 장소

- 외래(주치의·컨설턴트로서)
- 급성기 입원[주요 진료과목(主科)·컨설턴트로서]
- 아급성기 재활 관리 의사
- 만성기 병상(nursing home)의 담당의
- 재택의료 담당의
- 재택 호스피스 의사

앞서 언급했듯이 노년의학과는 고령자에게 최선의 케어를 제공하기 위해서 중요한 역할을 하는 전문과이지만, 수요에 비해 공급이 부족한 상황입니다. 미국에서도 고령화가 진행되고 있음에도 노년의학과 의사 수는 한정적입니다.

실제로 2013년을 기준으로 2만 명의 노년의학과 의사가 부족한 것으로 알려져 있으며, 이후 더욱 심화될 것으로 예상되고 있습니다. 때문에 노년의학과 의사의 육성 및 노년의학과의 기초 지식을 일반 의사 사이에 확산시키는 것이 급선무이며, 미국노년의학회는 노년의학과적 지식 보급을 위해 수많은 교육 프로그램을 운영하고 있습니다(WebGEMs 등).

한편 일본은 세계 최고의 고령화 진행 국가임에도 불구하고 상황은 더욱 열악합니다. 의사들도 노년의학과에 대해 잘 알지 못하고, 그 확산세는 제한적입니다. 실제로 일본 대학 중 노년의학과에 해당하는 전문과를 보유하고 있는 대학은

전체의 30%에 불과하다

라는 보고도 있습니다. 재택 의료가 일본에서 주목을 받고 있는 것 같습니다만, 재택 치료대상인 고령자는 노년 증후군을 앓고 있고 허약 상태인 환자가 많기 때문에 재택 의사야말로 노년의학과적 지식을 충분히 습득할 필요가 있습니다. 그러나 재택 의사 사이에서도 노년의학과적 기술의 보급은 제한적인 것으로 보입니다. 본

래라면 이러한 일본의 상황에 대해 걱정해야 하는 상황임에도 불구하고 그다지 신경쓰는 기색이 없다는 것이 더욱 문제입니다. 이는 노년의학과라고 하는 과의 컨셉이 이해하기 어려울뿐더러, 그 중요성을 제대로 이해하지 못하고 있기 때문일 수도 있습니다. 또한

노년의학과를 보급하기 위한 절대적인 리더가 부족하다

고 생각합니다. 이 책에서는 미국의 노년의학과 의사 두 명이 전문 훈련을 통해 갈고닦아 온 노년의학과의 정수(essense)를 여러분에게 전달하고자 합니다. 전문 훈련을 받지 않았을지라도 이 책을 통해 노년의학과 전문의처럼 고령자에게 '최선(best)'의 케어를 제공할 수 있게 되기를 바랍니다.

[우에무라 타케시]

칼럼 1 65세를 넘은 순간 고령자?

미국에서는 고령자를 65세 이상으로 정의합니다. 65세가 되면 'medicare'라는 보험에 가입할 수 있고 노년의학과 의사에게 진료를 받을 수 있게 됩니다. 일본에서도 65세 이상부터 고령자로 정의합니다. 어째서 65세일까요? 의사들은 여기에 의학적인 배경이 있을 것이라 생각하곤 하지만, 사실 이는 의학과 관련이 없는 다른 이유 때문입니다.

그 기원은 19세기 후반 독일로 거슬러 올라갑니다. 당시 독일에서는 마르크스파가 세력을 키워왔고, 총리였던 비스마르크는 이에 대응하기 위해 세계 최초로 정년·연금제도를 제창합니다(원래 연금제도는 마르크스파 진영의 사고방식이지만, 상대 진영을 붕괴시키기 위해 비스마르크가 정책화함). 1889년 제정된 이 법에 따라 정년 연령이 65세로 정해졌습니다(처음 연령은 70세였지만 27년 후 65세로 낮아졌다고 합니다).

정년 연령이 어떻게 정해졌는지에 대해서는 여러 가지 설이 있지만, 기본적으로는 '당시의 평균 수명'과 '재정적으로 연금을 유지할 수 있는가'를 고려해서 결정되었다고 합니다. 1935년에 미국에서도 비슷한 연금제도가 생겼고, 정년 연령이 65세로 정해졌습니다. 당시 미국의 평균 수명이 61세였으므로, 65세에 연금 수급을 시작해도 재정적으로 충분히 충당할 수 있다고 생각했기 때문입니다.

또한 1965년에 제정된 메디케어도 65세를 급여 수령 시작 연령으로 정하면서, 65세가 넘어서자마자 노인 취급을 받는 문화적 배경이 형성되었습니다. 그러므로 65세라는 연령은 정치적·재정적인 이유로 결정된 측면이 큽니다.

지금은 그 당시보다 의학이 발전하여 기대수명도 증가하고 건강수명도 증가하고 있기 때문에, 65세를 넘으면 일률적으로 고령자라는 것은 다소 시대에 뒤떨어진 것 같기도 합니다.

핵심 정리

1. 노년의학과와 일반 내과는 엄연히 다른 과이다!
2. 노년의학과 의사는 다직종 연계를 활용하여 환자의 가치관에 맞춘 전인적인 의료를 제공한다.
3. 노년의학과의 기초 지식을 습득한 의사야말로 초고령 사회를 맞이한 일본에 가장 필요한 인재이다.

관련 블로그 기사

1. 'アメリカの医療現場から何を学ぶのか'
(http://ameilog.com/junkokumakura/2013/03/29/190411)
2. '入院患者すべてに延命の希望を確認—内側から見た米国医療 21'
(http://ameilog.com/atsushisorita/2015/11/23/033937)
3. '事前指示書が定着 日本でも普及可能—内側から見た米国医療 22'
(http://ameilog.com/atsushisorita/2015/12/12/084400)
4. 'アメリカの医療保険 101～Medicare 編'
(http://ameilog.com/yokofarmer/2012/06/07/214548)

참고문헌

1. Adelman RD, Tmanova LL, Delgado D, et al. Caregiver burden: a clinical review. JAMA. 2014;311(10):1052-60.
2. American Geriatrics Society [Internet]. American Geriatrics Society. Available from: https://www.americangeriatrics.org.
3. American Institutes for Research [Internet]. Is 65 the Best Cutoff for Defining "Older Americans ? ". Available from: https://www.air.org/sites/ default/files/downloads/report/Center-on-Aging-Is-65-the-Best-Cutoff-for-Defining-Older-Americans Jan2015.pdf.
4. Aquifer Geriatrics [Internet]. Aquifer Geriatrics. Available: https://www.aquifer.org/courses/aquifer-geriatrics.
5. Goklany IM. The Improving State of the World: Why We're Living Longer, Healthier, More Comfortable Lives on a Cleaner Planet. Washington, DC:Cato Institute; 2007. 36.
6. Social Security [Internet]. Social Security History. Available from: https://www.ssa.gov/history/ottob.html.
7. Tenzin Chogyel (著), Kurtis R. Schaeffer (編訳). The life of the buddha. London: Penguin Classics; 2015.
8. Zulman DM, Sussman JB, Chen X, et al. Examining the evidence: a systematic review of the inclusion and analysis of older adults in randomized controlled trials. J Gen Intern Med. 2011;26(7):783-90.
9. 日本学術会議 [Internet]. 臨床医学委員会. Available from: https://www.scj.go.jp/ja/info/kohyo/pdf/kohyo-22-t197-7.pdf.

2장

고령자진료의 요령과 유용한 노년의학과적 평가방법들

Some players have Bird's-eye view.

-아오아시(17권)

부감[8]을 가진 선수가 있다.[9]

(Case)
90세 독거 남성. 초진 환자로 외래에 방문. 기왕력은 안정된 고혈압과 당뇨병. 담당하던 의사가 퇴직했기 때문에 새로운 주치의를 희망하여 진료를 받으러 옴.

1장에서는 노년의학과 의사(geriatrician)를

- 노년증후군에 대처할 수 있고
- 환자와 환자 주변 사람을 다직종 팀을 활용하여 보조하고
- 생존뿐만 아니라 자립과 QOL의 유지 및 향상을 지원하는

8 역자 주: 俯瞰, 전체를 한눈에 파악하는 능력을 말한다.
9 역자 주: 높은 곳에서 내려다보듯이 모든 상황을 한눈에 파악하는 선수가 있다.

의사라고 소개했습니다. 그렇다면 위 사례에서는 어떻게 대응하는 것이 '노년의학과 마인드'를 가진 대응이라 할 수 있을까요? 수련의 시절의 Dr. Higuchi의 혼잣말과 함께 이야기를 진행해보고자 합니다[이 혼잣말은 Dr. Higuchi가 지도의(指導医)가 된 후 수련의들로부터 들었던 말들이기도 합니다].

안정된 고혈압과 당뇨병이라면, 일단 혈액 검사를 하고 복용 중인 약은 계속 복용하시라고 하면…

그렇네요. 언뜻 보기에 안정된 상태의 만성 질환. 외래 진료를 받으실 수 있는 독거·자립 환자이므로, 받아왔던 치료를 이어가고 정기적으로 경과관찰(F/U)을 하면 될 것 같습니다…만! 그것이 하나의 선택지일 수는 있겠으나 좋은 선택지라고 할 수 있을까요? 더 나아가서, 이 환자에게 있어 '최선의 대응'은 무엇일까요? 그중 한 가지 방법으로써 이번 장에서는 노년의학과적 평가(geriatric assessment, GA)를 소개하겠습니다.

핵심포인트 1

환자는 의료진을 선택할 수 없으므로 모든 의사가 Little 'g'가 되어야 한다

환자는 의료진을 선택할 수 없습니다. 눈앞에 있는 의사가 노인의료에 정통한지도 알 길이 없습니다.

미국에서도 약 7,000명만 존재하는 노년의학과 의사만으로는 고령 환자 전체를 도저히 커버할 수 없으므로, 고령 환자와 관련된 모든 의료진이 고령자진료 역량을 갖추는 것이 중요합니다. 이를 Little 'g' geriatrics라고 표현합니다.

노년의학의 전문의 수련을 받은 Big 'G' geriatrics(소위 노인의학과 전문의)은

'g' eriatrics를 널리 알리기 위해 매일같이 진료·교육·연구를 하는 전문가라 할 수 있겠습니다.

미국도 일본도 앞으로 더욱 사회의 고령화가 심화되어 당분간은 노인 인구는 증가할 것이니, 일차 진료 의사뿐만 아니라 외과 계열을 포함한 모든 의사가 Little 'g' geriatrics를 습득할 필요가 있습니다. '무엇을 전문으로 하는지' 관계없이, 고령자에게 흔히 나타나는 건강 문제에 관해 '언제든지', '어디서든', '누구나' 대응할 수 있다면 고령자에게 보다 알맞은 의료를 제공할 수 있을 것입니다.

그러기 위해서는 고령자에게 흔한 질환에 대해 정통하고 부감(俯瞰)할 수 있는 시야가 필요합니다.

핵심포인트 2

고령자진료는 5Ms를 활용하여 전체를 한눈에 파악한다

축구에서도 넓은 시야를 갖고 플레이하는 선수가 있는 것과 없는 것에 따라 팀의 역량이 몇 단계나 차이가 납니다. FC바르셀로나 소속 메시의 플레이는 개인기 같지만, 사실은 넓은 시야로 공을 움직이고 있다는 점에서 유명하죠.

의료에 있어서도 전체를 부감할 수 있는 능력이 중요합니다. 여러 가지 만성질환과 신체·인지기능장애를 갖고 있는 고령자를 대상으로 한 진료에서는, 부감하는 능력이 더욱 중요합니다. 그렇다면 고령 환자와 그 주변을 부감하는 능력은 어떻게 익힐 수 있을까요? 이를 도와주는 것이 Dr. Tinetti와 Dr. Huang이 제창한 노년의료의 5Ms입니다. Mind/Mental, Mobility, Medication, Multi-complexity, Matters most의 앞 글자를 땄습니다(표 1-2). 마침 한 손에 손가락이 5개가 있으니 그림 1-2처럼 외워보시길 바랍니다.

표 1-2. 노년의료의 5Ms

Mind/Mental(인지·정신)	인지기능과 정신과적 문제, 인지증, 섬망, 우울
Mobility(가동성)	보행장애, 낙상, 부상 예방, 운동기능의 유지·향상
Medication(투약)	폴리파머시, 처방 중단(감량), 처방의 적정화(適正化), 약제부작용과 약제비 부담 경감
Multi-complexity (여러 가지 복잡한 문제)	복잡 증례, 다질환 병존, 여러 가지 인지·신체기능저하, 복잡한 의학적·정신적·사회적 상황(SDH[10]를 고려한 종합적 평가와 개입)
Matters most (가장 중요한 것은 무엇인가)	'그거, 정말 의미가 있습니까?', '환자·가족을 위한 일입니까?' 등 환자와 가족의 의향에 따른 목표 설정(Advance·Care·Planning, ACP)과 케어

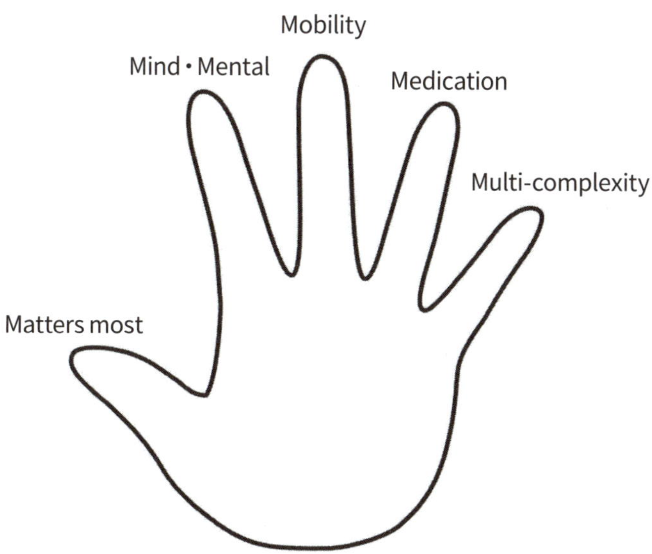

그림 1-2. 고령자진료의 가장 중요한 포인트(5Ms)는 당신의 손 안에

10 역자 주: Social Determinants Of Health, 건강의 사회적 결정요인

그렇다면, 고령자진료 시 5Ms를 활용한 부감이 왜 유용한 것일까요? 그건 바로

고령자진료에서 자주 있는 일인 '사고 정지(思考停止)'를 예방

할 수 있기 때문입니다.

다들 아시겠지만, 고령자의 건강 문제는 복잡해지기 쉽습니다. '만성적인 다질환 병존(竝存)', '노인증후군', '신체·인지기능의 저하', '간병인의 번아웃', '의료비' 등 이러한 고령 환자의 전형적인 상황에서는 의료인이라 하더라도 정보의 소용돌이에 휘말려 버리기 쉬우며,

- 근본적인 문제는 무엇인가
- 무엇을 우선해야 하는가
- 어느 정도의 개입이 최선인가

가 의료인에게도, 환자·가족에게도 잘 보이지 않기 때문입니다.

게다가 이러한 복잡한 상황에서는 검사의 이상 수치와 겉으로 보이는 질환 하나하나에 개입해버리는 일이 빈번하게 일어납니다. 또한 각각의 문제에 개별적으로 개입을 하면, 치료 부담이 늘어나거나 오히려 해를 끼치는 경우가 있습니다.

질환은 치료되었으나 환자는 전혀 낫지 않았다

면 무슨 의미가 있겠습니까. 예를 들어 '오연성 폐렴[11]은 나았지만, 입원 중 내내 누워있기만 하고 자택에 돌아갈 수 없게 되었습니다'라고 한다면 Little 'g' geri-

11 역자 주: 연하기능장애로 타액이나 음식, 혹은 위액 등이 세균과 함께 기도에 들어가 발생하는 폐렴

atrics로서 기능을 하지 못한 것입니다.

그럴 때 활용할 수 있는 방법이 5Ms를 활용한 부감적 사고법입니다. 의료진의 사고 정지를 예방할 뿐만 아니라, 고령자에게 빈번히 생기는 문제들에 대해 초점을 맞춰 '그 환자에게 있어서 무엇이 중요하고', '어떤 결과가 바람직한가'를 이끌어내는 심플하고 포괄적인 사고가 가능해집니다.

수련의로서 외래진료 로테이션 중입니다. 단기간 내에 마스터할 수 있을까요?

물론입니다! 바로 5Ms 부감적 사고법 사례를 살펴보도록 합시다.

5Ms 부감적 사고법 사례

(Case)
90세 여성. 안정된 고혈압, 양쪽 무릎의 만성 변형성 슬관절통으로 통원 중이였으나 최근 관절통이 서서히 악화됨. 혈압도 상승 경향이었기에 고혈압약 및 진통제의 조절이 필요하다고 생각된다.

혈압이 높으니 고혈압약을 늘린다. 통증이 심해졌으니 진통제를 늘린다. 이건 딱히 사고 정지는 아니죠?

5Ms로 다시 살펴봅시다.

- Mind/Mental: 인지증(치매)의 영향으로 고혈압약이나 진통제 복용을 잊어버린 건 아닐까?
- Mobility: 이 환자, 지팡이를 사용하고 보행 속도도 늦네. 넘어질 위험도 높은 것 같군. 기립성 저혈압은 조심해야 하니 고혈압약 용량 조절은 신중하게 하는 편이 좋겠지? 비스테로이드성 소염진통제(NSAIDs)는 낙상 위험이 높아지니 대

체할 약을 생각해야…

- Medication: 복약수첩에는 기록되어 있지 않지만, 변형성 슬관절염 통증을 완화시키기 위해 시중에서 판매하는 NSAIDs를 추가로 복용한 적이 있지 않을까? NSAIDs는 혈압 상승과 낙상 위험과 관련이 있으니 복용한 적이 있는지 물어보자. 약을 줄여서 고혈압을 치료할 수 있을지도…
- Multi-complexity: 생물·정신·사회적인 면에서 살펴봤을 때, 다른 질환을 치료하다가 고혈압이 생긴 것은 아닐까. 불안장애 등으로 혈압이 높아진 것은 아닐까. 현재 식사 등 생활비나 의료비·약제비 등은 충분히 여유가 있으실까?
- Matters Most: 열심히 혈압을 '정상 수치'로 조절하는 것이 90세 환자에게 얼마나 득(benefit)이 될까. 그것이 자립생활기간 연장에 도움이 될까. 이는 환자의 뜻에 부합하는 걸까…?

어떠신가요? 딱히 정해진 진단 툴을 사용하는 건 아닙니다. 오히려 무언가 툴을 사용하기 전에 생각할 수 있는 것들, 할 수 있는 것들이 이렇게나 많다는 걸 알아주셨으면 합니다. 이것이 내과의사도 외과의사도, 전문의도, 수련의도 할 수 있는 사고법, '부감적 사고'입니다.

하지만, 안 그래도 고령자는 진료하는 데 시간이 많이 걸리는데 더 신경을 써야 하는 건가요? 외래 진료는 그렇게 시간이 여유롭지 않다고요.

말씀하신 것처럼 고령 환자를 포괄적으로 진료하기 위해서는 시간이 필요합니다. 그러나 5Ms을 활용하면 의료로 인해 발생하는 여러 사고들을 예방할 수 있고 오히려 의료진의 시간(환자의 시간도)을 대폭 절약할 수도 있습니다. 그야말로

급할수록 돌아가라는 것입니다.

실제로 사용해보고 싶어서 근질근질하시죠? '여성환자 진료 시 임신을 의심해

보라'와 같은 교훈처럼 '고령 환자 진료 시, 5Ms'를 떠올려주시길 바랍니다. 그리고 환자의 말을 듣거나 상황을 관찰하거나 상상력을 발휘해보세요. 지금까지 보이지 않았던 것들이 보일 겁니다.

핵심포인트 3

초간단·단시간에 고령자진료에 능숙해지는 RGA (DEEP-IN)

부감적 사고(俯瞰的思考)를 익혔다고 해서 바로 뭔가를 할 수 있는 것은 아닙니다. 그렇다면 이 다음 단계로 나아가기 위해선 어떻게 해야 할까요? 여기서 등장하는 것이 DEEP-IN이라 불리는 간이 고령자 평가(rapid geriatric assessment, RGA)입니다. 어떠한 의료 환경에서든지, 환자가 어떤 상태이든지, 이 노년의학과적 평가를 해둔다면 이후의 진료가 편해지고 진료의 질마저 좋아질 것입니다. 구체적으로는

고령자에게 흔한 '인지·정신·신체·감각기능+복용약'

을 평가하는 DEEP-IN이 도움이 됩니다. DEEP-IN은 75세 이상의 고령자는 물론 65세 이상의 환자의 노년증후군이나 인지·신체기능장애 등이 있는 경우에도 사용할 수 있습니다.

어? 평소 진료를 보고 있는 환자 대부분이 이에 해당되는데요?

그렇습니다. DEEP-IN을 숙지하신다면 내일부터 거의 대부분의 환자에 대한 의료의 질이 몇 단계 향상될 것입니다. 바로 구체적인 사례를 살펴보도록 하죠.

● DEEP-IN 평가

앞서 나온 첫 번째 케이스를 다시 보도록 합시다.

(Case)
90세 독거 남성. 초진 환자로 외래에 방문. 기왕력은 안정된 고혈압증과 당뇨병. 담당하던 의사가 퇴직했기 때문에 새로운 주치의를 희망하여 진료를 받으러 옴.

DEEP-IN 평가를 시행한 후에는 다음과 같이 됩니다.

(Case·DEEP-IN 평가 시행 후)
90세 독거 남성. 인지증으로 진단받은 적은 없지만 복약 기록이 조금 애매모호(복약수첩을 갖고 옴). 몇 가지 약들은 복용 목적이 불명. 또한 비어스 기준(Beers criteria; 3장 참고)에 해당되는 약이 3종류. 시력·청력 둘 다 일상생활에 다소 지장이 있을 정도의 장애. ADL은 자립. 낙상 사고 이력은 없으나 보행이 안정되지 않고 지팡이 보행. 요실금 없음. 1년간 5 kg 체중감소와 식욕저하. 이전에 담당한 의사로부터 안정된 고혈압과 당뇨병이 기왕력임을 전달받았음. 새로운 주치의를 희망하여 내원.

여기까지가 DEEP-IN 평가의 목표 지점입니다. 고령 환자의 상황·기능을 한 장의 사진으로 찍어낸 것 같죠?

그렇지만, 환자의 사회력이나 간병인의 정보, 질환도 상세하게 적혀 있지 않습니다. 이걸 포괄적이라고 말할 수 있는 걸까요?

그 말이 맞습니다. DEEP-IN은

불완전한, 비포괄적 평가 방법

입니다. DEEP-IN은

- D: Dementia, Depression, Delirium(고령자 3Ds) & + 복용약(인지기능, 우울, 섬망+폴리파머시·고위험 약제)
- EE: Eye + Ear(시력 + 청력)
- P: P (F) all + Physical function(낙상 + 신체기능·일상생활기능장애 위험)
- I : Incontinence(실금)
- N: Nutrition(영양·체중감소)

의 앞 글자를 딴 것입니다. DEEP-IN의 요점은 이 평가를 '모든 고령자에게', '첫 대면 시' 시행하는 것이 중요합니다. 왜냐하면 의료인이라면 다음과 같은 증례를 경험한 적이 있을 것이기 때문입니다.

DEEP-IN 실천 사례

(Case)

90세 남성. 입원 중 혈압이 높았기에 새로 고혈압약을 처방했다. 그러나 퇴원·귀가 후 환자는 약을 복용하지 않았고, 혈압이 높은 채로 경과 관찰 차 외래에 방문. 혈압 조절의 중요성을 충분히 설명하고 가족에게도 도움을 요청드렸다. 수일 후, 환자는 넘어져 대퇴골 경부골절로 긴급 이송. 응급의학과의 진찰로는 '기립성 저혈압으로 인한 낙상이 의심됨'. 단기기억장애도 있다는 걸 알게 되어 과도한 복약도 의심됨. 시력·청력 저하가 심하고 퇴원 시 의사·약사의 설명도 충분히 이해하지 못했다고 함. 또한 새로 처방한 약이 값이 비싸서 약값을 마련하기 위해 끼니를 걸렀다는 것을 나중에 알았음.

만약 DEEP-IN 평가만이라도 했었더라면…

D: 인지증의 기왕력은 없는 것 같지만, 문진상 단기기억장애가 우려된다. 새로운 약을 추가로 처방했다가 잘못 복용하면(과도하게 복용하는 등) 부작용이 크니, 혈압약 처방은 조금 미루도록 하자.

EE: 문진에 제대로 답을 하지 못하는 건 청력장애 때문일 수도 있겠다. 실제로 어느 정도 들리는지 간단히 체크해보자. 퇴원 안내서의 폰트 크기도 조절해서 제대로 읽을 수 있는지 확인해보자.

P: 고혈압은 걱정되지만, 잘 관찰해보니 보행이 꽤나 불안정하다. 의자에서 일어서는 것도 힘들어보인다. 낙상 위험을 평가하기 위해 TUG (Timed Up and Go Test) (4장 참고)와 기립성 저혈압을 배제해보자. 물리치료사와의 상담이 필요할지도…

I: 요실금이 있다면 thiazide 계열 이뇨약은 사용하기 어려우니 문진해두자. 요실금은 낙상 위험과도 관련이 있다고 하니까.

N: 어, 잘 살펴보니 최근 1년간 체중이 10 kg 이상 감소했네. 어째서지? 근감소증(sarcopenia)인가? 골다공증(骨粗鬆症) 위험도 높아지겠네.

보시다시피 5Ms을 고려한다면 현장에서의 대응과 조치가 달라집니다.

이런 일은 진료 현장에서 자주 일어나는 일입니다. 고령 환자를 진료하는 모든 의료인이 조우하는 상황입니다. 그러나 DEEP-IN 평가를 활용한다면 충분히 대처할 수 있습니다.

물론 한 명의 환자를 보는데 2-3시간을 쓸 수 있다면 보다 자세한 정보를 얻을 수도 있습니다. 실제로 미국의 노년의학적 종합 평가법(comprehensive geriatric assessment, CGA) 클리닉에서는 진료에 1시간 이상 드는 경우도 있습니다. 더 나아가서 다직종 관계자들과 논의를 한다면 보다 포괄적인 치료 평가와 관리 계획이 가능할지도 모릅니다. 그러나 시간은 한정되어 있으며, 고령자 환자 모두가 CGA클리닉에 오는 것도 아닙니다. 따라서 'g'eriatrics의 DEEP-IN이 중요한 것입니다.

칼럼 1 노년의학적 종합 평가법을 하기 전, 일단 먼저 DEEP-IN부터

CGA는 고령자의 의학적, 심리적, 사회적, 기능적, 그리고 생활환경적인 면 등 다방면에서 생기는 문제에 대응하기 위해, 1930년대 영국의 노년의학과 의사 Marjory Warren가 제창한 개념입니다. CGA는 고령자의 다방면적인 문제에 대해 여러 직종과 협력하여 포괄적 평가와 관리를 시행하는 것입니다. Assessment(평가)라고 쓰여있지만, 평가뿐만 아니라 '어떻게 개입할 것인가', '어떤 직종과 협력하여 경과 관찰을 할 것인가' 등 관리 계획을 포함하고 있다는 것이 포인트입니다.

CGA의 효과로는 '사망률 저하', '병원 재입원율 저하', '재택 생활기간 연장' 그리고 '신체·인지기능유지', '낙상 예방', '폴리파머시 개선' 등이 의료비 증가 없이 가능합니다. 그러나 CGA의 명확한 정의는 존재하지 않습니다. 환자의 상태와 의료 환경에 따라 필요한 것들이 달라지므로 '포괄적'의 의미도 달라지기 때문이겠죠.예를 들어 90세 남성이

- 신규 외래진료?

- 재활 병동 입원 중?

- 구급차에서 응급 진료?

등 각각의 의료 환경에 처해 있을 때, 환자가 가진 문제와 이용할 수 있는 인력 및 의료자원이 다릅니다.

고령자진료는 다방면에서의 평가가 중요함에도 불구하고 시간과 자원이 한정적인 경우가 많습니다. 그러므로 '언제든지 평가를 포괄적으로 할 수 있다'는 것은 아닙니다. 평가해야 할 항목 수가 많아 모든 항목을 파악할 수 없는 상황에서는 가장 핵심적인 정보를 놓칠 가능성도 있습니다. 그러므로 CGA의 간이 버전인 DEEP-IN을 익히고 임상에 임한다면, 고령자진료의 질을 몇 단계 향상시킬 수 있을 것입니다.

핵심포인트 4

기능(Function)장애를 중점으로 평가하라

마지막으로 DEEP-IN의 주요 평가항목을 살펴봅시다.

● D: 인지기능[인지기능 '인지증(認知症)']

물론 처음부터 Mini-Cog, Semantic Fluency Test, MMSE (Mini-Mental State Exam), MoCA (Montreal Cognitive Assessment) 등 인지기능평가 도구를 활용하는 것도 한 방법입니다만, '모든 환자들'에게 하기에는 시간이 걸립니다. 환자의 가족도 5명 중 한 명꼴로 인지증의 존재에 대해 알아채지 못하고, 평가 도구도 절대적으로 신뢰할 수 있다고는 못합니다. 또한 '의사는 70%에 가까운 환자에 대해 인지증·인지기능장애에 관련된 기록을 기재하지 않는다.'고 하니, 이전 담당의의 진료 기록부도 믿을 수가 없습니다.

그러므로 '인지기능장애가 있을지도…'라 생각하면서 환자와 대화를 하고, 그 모습을 관찰하는 것이 인지증을 알아채는 첫걸음이라 생각합니다. 구체적으로는 '아침밥으로 무엇을 드셨나요?', '손자는 몇 분 계시나요?', '가장 어린 손자분의 이름은?' 등 익숙한 주제로 최근 일어난 일에 대해 자연스럽게 물어보는 것이 좋습니다. 특히,

- 가족에 대해서
- 최근 일어난 일에 대해서
- 복용 중인 약에 대해서

등에 대해 문진해보세요. 대답을 잘 못한다면 Mini-Cog 등의 인지증 평가 도구를 사용하는 것이 좋습니다. 일단 위와 같은 주제로 이야기를 할 수 있는지 여부만

으로도 중요한 정보가 됩니다.

가장 짧은 시간 내에 할 수 있는 스크리닝이라고 한다면 Semantic Fluency Test가 있습니다. 1분간 가능한 많은 동물 이름을 말하는 테스트입니다. 평균적으로는 18종류의 동물 이름을 말할 수 있으며, 12종류 이하이면 '스크리닝 양성'입니다. 테스트의 설명을 포함해도 1분+α 정도로 끝나므로 아주 유용합니다. 또한, 어떤 동물 이름을 말하는가에 따라서 이야기 주제로 삼을 수도 있습니다(동물원에 있는 동물 = 최근 손자랑 동물원에 갔나요?, 목장에 있는 동물 = 축산농가 출신이신가요? 등).

● D: 우울 증상

외래를 방문하는 고령 환자 중 우울증 환자의 비율이 10%나 된다고 합니다. 우울증은 조기진단·치료·개입으로 예후가 좋아질 뿐만 아니라, 노년증후군의 원인 및 악화인자가 되는 경우도 있기에 주의가 필요합니다. GDS15 (geriatric depression screening 15, 노년기 우울증 평가척도), GDS5(고령자 우울 척도), PHQ2 (2항목 질문표) 등 우울증 증상 스크리닝 툴이 있으니 활용해 보시길 바랍니다. 저는 주로 간호사·스태프를 통해 PHQ2를 시행하고, 양성인 경우나 문진 시 위축된 모습이 보이는 경우에는 다른 우울 증상 스크리닝도 사용합니다(GDS15).

● D: 섬망(8장 참고)

● D: 약(폴리파머시의 상세 내용은 3장 참고)

DEEP-IN 단계에서는 일단

- 어떤 약을 복용 중인가(처방약과 일반약, 건강식품 등)?
- 무엇을 위해 복용 중인가?

이 두 가지를 명심하도록 합니다. 이 두 항목은 정말 중요하지만 파악하기 힘든 경우가 많습니다. 모르겠다면 '모르는 것'들을 DEEP-IN의 평가 항목에 기입해 둡시다. 그리고 시간이 있다면,

- 항콜린제(anti-cholinergic), 항고혈압약(anti-hypertensive), 항당뇨병약(anti-diabetics) 등 항(anti) 계열약(부작용이 많음)
- 새로 처방받았거나 복용량이 변경된 약(최근 1개월 내 변경된 약은 주의 필요)
- 최근 복약 중지한 약, 복용하는 걸 잊은 약(예: benzodiazepine의 이탈증상 등)
- 신약, 특히 최근 2년 이내 시판된 신약(시판 후 부작용 정보가 정리가 안 된 경우가 많음)

에 주목하는 것이 중요합니다.

E: 시력

시력저하·장애는 고령자에게 매우 흔합니다. 일상생활에 지장이 생기고 QOL을 저하시킬 뿐만 아니라, 입원 시 안경을 잊어버려(혹은 넘어질 때 안경이 망가져서) 병동에서 넘어지거나 섬망이 생길 위험이 급상승하는 경우도 있습니다.

일단 '안경을 착용하고 있는가, 갖고 있는가' 등을 살펴봅시다. 물론 예진 단계에서 스태프를 통해 Snellen Chart를 이용하거나, 문진에서 '눈이 잘 보이지 않아서 일상생활이 불편하진 않으신가요?', '운전, 티비 시청, 신문 읽기, 장보기 등에 지장은 없으신가요?' 등 일상생활과 관련된 점들에 주목하면 좋습니다.

E: 청력

Whispered Voice Test로 진찰하는 것도 한 방법입니다. 물론 문진 시 반응을 보고 귀가 잘 안 들린다 싶으면 보다 상세한 검사가 필요합니다[이경(耳鏡)으로 외이도·고막을 확인할 수 있다면 Good. 커다란 귀지가 외이도를 막고 있는 경우가 자주 있습니다]. 보청기를 사용하고 있는지도 확인합니다. 건전지가 떨어져서 작동하

지 않는 경우도 있습니다. 보청기를 착용한 귀를 손으로 덮듯이 눌러봅시다. '끼-' 소리가 난다면 보청기가 작동하고 있다는 뜻입니다.

첫 대면 시 시력과 청력 상태를 확인함으로써, '보이지 않는·들리지 않는 환자' 에게 (시력·청력의 교정·보조기구 없이) 열심히 질환 설명과 복약 지도를 하는 헛수고를 피할 수도 있습니다.

● P: 낙상·신체기능

DEEP-IN 단계에서 추천드리는 것은 다음 3가지입니다.

- 현재 사용하고 있는 보행보조기구(예를 들어 지팡이나 보행기, 휠체어 등)가 있는지 관찰한다.
- 문진: '과거 1년간 넘어진 적이 있나요?', '서 있거나 걸을 때 휘청거린 적이 있나요?', '넘어질까 봐 걱정이 되나요?' 등의 질문을 예진이나 문진 항목에 넣는다.
- 진료실에 들어올 때의 보행 및 앉고 일어서는 것을 '문제없이 해내는가', '시간이 오래 걸리는가', '일어설 때 휘청거리지는 않는가'를 관찰한다.

물론 의료진과 협력하여 4장의 TUG (Timed Up and Go Test), 일자보행(Tandem gait) 검사, 보행속도검사, functional reach test (FRT)를 활용하는 것도 유용합니다. 이를 통해 낙상 위험뿐만 아니라 환자의 예후도 예측할 수 있겠지만 처음부터 모든 것을 다 할 필요는 없습니다.

● I: 요실금

요실금은 고령자에게 흔한 질환이지만, 의료인도 그리고 환자도 좀처럼 상담하기 어려운 노년증후군 중 하나입니다. '요실금은 젊은 사람에게도 많지만, 좀처럼 상담할 기회가 없어 곤란해하는 분들이 많다고 합니다. ○○씨는 어떠신가요?'라고 말을 꺼내보는 것도 효과적입니다. 제가 습관처럼 하는 방법이 하나 더 있는데, 복부 진단이나 배부 청진 시 환자가 상의를 벗을 때 '어른용 기저귀, 요실금용 속옷을 입고 있는가'를 확인하는 것입니다.

● N: 영양·체중감소(5장 참고)

DEEP-IN 시행 시 일단 '체중 측정'부터 시작하는 것도 한 방법입니다. '체중이 줄지는 않았나요?', '식욕은 어떤가요?'라고 질문하거나, 옷이 널널하거나 꽉 끼는지, 벨트 구멍 위치 등을 체크하는 것도 체중변화를 알아채는 포인트입니다.

이처럼 DEEP-IN을 활용한 RGA는, '질환·장기손상 평가'라기보다는

눈앞에 있는 고령자와 그 주변을 사진 한 장으로 담는 것

이며, 특히 '기능(function)'에 주목한 평가라는 걸 알아주셨을 것이라 생각합니다. 즉, '비포괄적 기능평가(review of function)'인 것입니다.

고령자의 인지·정신·신체기능을 '누구라도', '어떠한 환경에서도', '가벼운 마음으로', '손쉽게' 평가할 수 있는 방법이 DEEP-IN입니다. 질환을 진단하는 것이 아닙니다. 기능저하가 '존재한다'는 걸 알아채는 것에서부터 보다 질 높은 고령자진료가 시작되는 것입니다.

[히구치 마사야]

핵심 정리

1. 고령 환자 수가 증가하는 사회에서는 Little 'g' geriatrics의 육성이 필수
2. 복합적인 질환 요소를 파악하기 위해 5Ms를 활용하라
3. 고령 환자의 평가는 일단 'DEEP-IN'부터
4. 기능(인지·정신·신체)과 환경 등 질환 이외의 정보에 'key'가 있음

참고문헌

1. Akechi T, Okuyama T, Sugawara Y, et al. Screening for Depression in Terminally Ill Cancer Patients in Japan. J Pain Symptom Manage. 2006;31(1):5-12.
2. American Geriatrics Society Expert Panel on the Care of Older Adults with Multimorbidity. Patient-centered care for older adults with multiple chronic conditions:a stepwise approach from the American Geriatrics Society:American Geriatrics Society Expert Panel on the Care of Older Adults with Multi morbidity. J Am Geriatr Soc. 2012;60(10):1957-68.
3. Blazer DG. Depression in late life: review and commentary. J Gerontol A Biol Sci Med Sci. 2003; 58(3):249-65.
4. British Geriatrics Society [Internet]. BGSBlog. Available from: https://britishgeriatricssociety.wordpress.com/2017/10/13/the-geriatric-5ms-the-5-simple-words-every-geriatrician-needs-to-know-the-new-mantra/.
5. Callahan KE, Tumosa N, Leipzig RM. Big 'G' and Little 'g' Geriatrics Education for Physicians. J Am Geriatrm Soc. 2017;65(10):2313-7.
6. Chou R, Dana T, Bougatsos C, et al. Screening for Impaired Visual Acuity in Older Adults: Updated Evidence Report and Systematic Review for the US Preventive Services Task Force. JAMA. 2016;315(9):915-33.
7. https://thecanadiangeriatricssociety.wildapricot.org/Geriatric5Ms/
8. Incalzi RA, Gemma A, Carbonin P. Underrecognition of Dementia by Caregivers Cuts Across Cultures. JAMA. 1997;277(22):1757-8;author reply 1758-9.
9. Kroenke K, Spitzer RL, Williams JBW. The Patient Health Questionnaire-2: validity of a two-item depression screener. Med Care. 2003;41(11):1284-92.
10. Morris JC, Heyman A, Mohs RC, et al. The Consortium to Establish a Registry for Alzheimer's Disease (CERAD). Part I. Clinical and neuropsychological assessment of Alzheimer's disease. Neurology. 1989;39(9):1159-65.
11. Pilotto A, Cella A, Pilotto A, et al. Three Decades of Comprehensive Geriatric Assessment: Evidence Coming From Different Healthcare Settings and Specific Clinical Conditions. J Am Med Dir Assoc [Internet]. 2017;18(2):192.e1-192.e11.
12. Scanlan BC. The value of comprehensive geriatric assessment. Care Manag J. 2005;6(1): 2-8.
13. Sherman FT. Functional assessment. Easy-to-use screening tools speed initial office work-up. Geriatrics. 2001;56(8):36-40.
14. Stuck AE, Siu AL, Wieland GD, et al. Comprehensive geriatric assessment: a meta-analysis of controlled trials. Lancet. 1993;342(8878):1032-6.
15. The Japan Geriatrics Society [Internet]. Geriatric depression scale 15; GDS15. Available from: https://www.jpn-geriat-soc.or.jp/tool/pdf/tool_11.pdf .
16. Tinetti M, Huang A, Molnar F. The Geriatrics 5M's:A New Way of Communicating What We Do. J Am Geriatr Soc. 2017;65(9):2115.
17. Valcour VG, Masaki KH, Curb JD, et al. The Detection of Dementia in the Primary Care Setting. Arch Intern Med. 2000;160(19):2964-8.

18. Wongrakpanich S, Wongrakpanich A, Melhado K, et al. A Comprehensive Review of Non-Steroidal Anti-Inflammatory Drug Use in The Elderly. Aging Dis. 2018;9(1):143-50.

19. 関口健二, 許智栄, 他 (著・責任編集). Hospitalist(ホスピタリスト) Vol.5 No.4 2017(特集: 老年科). 5th ed. 東京: メディカル・サイエンス・インターナショナル; 2017.

20. 関口健二, 許智栄. レジデントノート増刊:救急・病棟での悩み解決！高齢者診療で研修医が困る疑 問を集めました. 東京: 羊土社; 2016.

21. 小林有吾 (著), 上野直彦 (その他). アオアシ(17)(ビッグコミックス). Kindle 版.「ビックコミックスピリッツ」. 東京: 小学館; 2019.

3장

고령자에게 있어 '최선의 처방'이란?

Start low, go slow.

처음에는 소량부터, 증량도 천천히.

고령자는 젊은 환자에 비해 약물 치료가 어렵습니다. 다음과 같은 요인들이 복잡하게 얽혀있기 때문입니다.

고령자 약물 치료가 어려운 이유

- 약물동태·약력학(Pharmacodynamics)이 노화에 영향을 받는다.
- 여러 가지 만성 질환을 앓고 있다.
- 복약 오류가 발생하기 쉽다(인지기능 저하 등으로).
- 부작용을 놓치기 쉬우며, 부작용으로 인한 피해도 크다.
- 간병인의 상황 등 사회적인 측면도 고려할 필요가 있다.
- 연하기능 저하 등 복약 방법에 대한 고려도 필요하다.
- 여러 명의 전문과 의사가 약 처방에 관여하고 있다.

이번 장에서는 고령자 약물 치료에 대한 팁과 주의점을 해설합니다. 더 나아가 눈 앞에 있는 환자에게 '최선'의 처방을 하기 위해 숙지하고 있어야 하는, '여러 가지 만성 질환을 앓고 있는 고령자에 대한 접근법'도 설명합니다.

핵심포인트 1

노화에 따른 약물동태와 약력학의 변화를 숙지하라

약물동태(pharmacokinetic). 약이 체내에서 기능하는 과정은 크게 4가지 단계 '흡수', '분포', '대사', '배설'로 나눌 수 있습니다. 이 중 흡수는 노화에 따른 변화가 크게 없으나, 그 외 3가지 단계에서는 다음과 같은 영향을 받습니다(표 1-3).

표 1-3. 고령자의 약물동태(노화에 따른 영향)

	노화에 따른 영향	임상적인 의의
흡수	거의 변화 없음	
분포	• 지방조직이 증가하고, 수분이 감소함 • 혈장 단백질(특히 알부민)이 감소	• 지용성 약물은 분포 용적이 늘어나고, 반감기가 연장됨 • 수용성 약물은 같은 용량이라도 농도가 보다 진해짐 • 혈장 단백질과 결합하는 약물의 경우, 해리형(활성형)의 비율이 보다 높아짐
대사	• 간장의 부피와 혈류의 감소 → 약물 대사 저하 • CYP계의 변화	• 약물 대사 저하 • 각 약물의 생체이용률(bioavailability) 차이가 생기기 쉬워짐
배설	• GFR 저하	• 약물 배출이 저하되고, 반감기가 연장됨

CYP (cytochrome P450), GFR(사구체여과량)

약력학(pharmacodynamics)도 노화에 따라 변화가 생깁니다. 예를 들어 체위 변화에 따른 동맥 수축이 제대로 이뤄지지 않아 고혈압약으로 인한 기립성 저혈압이 발생할 위험이 높아지고, 베타작용제에 대한 심장 반응이 둔해지기 때문에 베타 저해제로 인한 서맥(徐脈)이 자주 발생하기도 합니다. 그러므로 고령자에게는

Start low, go slow.
처음에는 소량부터, 증량도 천천히.

가 기본 원칙입니다(물론 패혈증에 투여하는 항생제 등은 긴급 시에 충분한 양을 투여해야 합니다. 이것은 어디까지나 기본원칙입니다).

또 하나 중요한 약물동태가 있는데, 바로 크레아티닌 청소율(CrCl) 계산입니다. 고령자의 경우

크레아티닌 수치의 높고 낮음으로 신장기능을 판단하는 건 오진의 지름길

입니다. 크레아티닌이 정상 수치임에도 CrCl이 낮은 경우가 매우 많기 때문입니다. 또한 CrCl은 혈액 검사 결과에서 자동으로 나오는 eGFR(추산사구체여과량)과는 다릅니다. eGFR은 CKD(만성신장병)의 스테이지 구분에 사용되지만, 이 수치를 기반으로 약물 투여량을 조절하면 안됩니다. 약물 투여량 대부분이 CrCl을 기준으로 결정되기 때문입니다. CrCl은 다음과 같이 Cockcroft-Gault 계산식으로 구합니다.

Cockcroft-Gault 계산식

$$\text{추정 CrCl (mL/min)} = \left[\frac{(140-\text{나이})\times\text{체중(kg)}}{72\times\text{혈청 크레아티닌(mg/dL)}}\right]\times(\text{여성의 경우에만})0.85$$

다시 말씀드리지만 고령자는 eGFR과 CrCl의 괴리가 크기 때문에, 귀찮더라도 반드시 CrCl을 계산하여 약물 투여량을 결정하시길 바랍니다(표 1-4). 인터넷에 수많은 계산 프로그램이 있으니 이를 사용하는 것도 좋겠습니다.

CrCl 35 이하의 경우 투여량을 줄여야 하는 약물이 많습니다. eGFR만을 사용한다면 투여량을 줄이지 않고 처방할 우려가 있습니다. 잔소리처럼 들릴지도 모르지만, 고령자에게 약을 처방할 때는 반드시 CrCl을 계산하여 복용법과 복용량을 결정하시길 바랍니다.

표 1-4. 남성, 키 155 cm, 체중 50 kg, 혈청 크레아티닌 1.0, 노화에 따른 변화 추이

나이	크레아티닌 (mg/dL)	eGFR (CKD-EPI) (mL/min)	CrCl (mL/min)
20세	1.0	91	83
90세	1.0	56	35

핵심포인트 2

반드시 약의 부작용을 감별하라

위와 같은 요인들이 복잡하게 얽혀 있기에 고령자는 약물 부작용의 위험이 큽니다. 미국의 어느 한 보고에 따르면 응급외래환자의 11-35%가 약물 부작용이 급성 악화의 원인이었다고 합니다. 고령자는 체력이 상대적으로 부족하기 때문에, 약물 부작용이 생기면 젊은 환자에 비해 증상이 심하게 나타나는 경우가 많습니다. 또한 **고령자는 약물 부작용 증상이 뚜렷하게 나타나지 않는 경우가 있고, 전형적이지 않은 증상이 나타나는 경우도 있습니다.** 그렇기 때문에

고령자에게 나타난 새로운 증상은 그 가능성을 배제할 수 있을 때까지 약물 부작용의 가능성을 열어놓아야 한다.

라는 중요한 규칙이 있습니다. 약물 부작용으로 나타날 수 있는 증상은 다음과 같습니다.

- 인지기능저하
- 섬망
- 우울
- 불안
- 불면
- 낙상
- 기립성 저혈압
- 고혈압(특히 NSAIDs로 인한 고혈압)
- 파킨슨 증상
- 갈증
- 시력장애
- 권태감
- 요실금·배뇨장애
- 변비

이 증상들은 고령자에게 자주 볼 수 있으며, 자칫하면 '나이 때문'이라고 넘어갈 우려가 있으니 주의가 필요합니다. 예를 들어, 가역적인 인지증의 다빈도 원인 중 하나가 약물 부작용이라고 합니다.

더 심각한 것은, 이러한 증상들을 치료하기 위해 새로운 약을 처방하는 것입니다. 이것을 '처방 연쇄(prescribing cascade)'라고 부릅니다. 원래라면 부작용의 원인이 되는 약을 변경·감량하면 되는 상황에서, 새로운 약을 처방하는 것(심지어 새로운 약 때문에 또다른 부작용이 생기기도 한다)입니다. 의사로서 이보다 더 수치스러운 일은 없으니, 우수한 의료인인 여러분은 부작용 감별을 꼭 해서 '처방 연쇄'를 예방하도록 합시다(물론 부작용에 대처하기 위해 새로운 처방이 필요한 경우도 있습니다만, 그러한 경우에도 자신이 부작용을 치료하고 있다는 걸 자각하는 것은 '생각없이 처방'하는 것과는 천지 차이입니다).

부작용을 예방하기 위해서는

1. 인터넷 검색으로 약물 상호 부작용 체크

고령자는 복용 중인 약이 많기 때문에 약물 상호 부작용이 생기기 쉽습니다. 상호작용은 여러 메커니즘을 통해 생깁니다만, 주로 간장에서 여러 화합물의 대사에 관여하는 CYP계에 영향을 끼쳐 생기는 경우가 많습니다. 또한 QT연장, 단백질 결합 등이 있습니다. 전부 다 기억할 수는 없으니, 새로운 처방을 내릴 때는 상호작용이 없는지 인터넷 사이트 등을 활용하여 조사해 봅시다.

2. 혈중 농도 정상에 속지 않기

고령자는 약물 결합 단백질이 감소했기 때문에, 약물 혈중 농도가 정상이여도 해리형(解離型)의 비율이 높아져 있어 부작용이 나타나는 경우가 있습니다. 대표적인 약물로는 phenytoin이 있습니다. 그러므로 혈중 농도에만 의지하지 말고 부작용의 유무를 신중히 관찰할 필요가 있습니다.

3. 비어스 기준으로 금기 약물 배제

고령자는 약물 부작용이 생기기 쉽기 때문에 일반적으로 고령자에게 투여를 삼가야만 하는 약물들이 다수 존재합니다. 이를 정리한 것이 비어스 기준(Beers criteria)입니다. 한 번 읽어보고 '이 약은 고령자에게 권하지 않는구나'를 알아두면 좋을 것입니다.

추가로 각 약물이 어떤 부작용을 야기하는지도 파악해 둡시다. 유료이지만 미국판은 참고문헌 5 (52p)에서 볼 수 있습니다. 일본판 비어스 기준도 있으니 참고하시길 바랍니다. 일본노년의학회에서도 같은 표를 볼 수 있습니다.

4. '자주 처방되는' 약도 주의하자

본래 고령자에게는 권하면 안되는 약물인데도 자주 처방되는 약물(필자의 개인적인 의견입니다만)은 NSAIDs, benzodiazepine 계열 약물, 항정신약물, 삼환계 항우울제, 항콜린작용약, theophylline, 알파차단제(강압제), digoxin, nitrofurantoin (macrobid), sulfonylurea drugs, 제1세대 항히스타민제, H2억제제, tramadol 등입니다. 이 약물들을 절대 처방해서는 안 된다는 건 아니지만, 처방이 필요한 상황에서 신중히 처방하도록 합시다.

핵심포인트 3

복약 오류는 환자가 아니라 의사 잘못이다

고령자진료 시 복약 오류가 자주 발생합니다. 너무 많이 복용하거나, 복용하는 걸 까먹거나, 헷갈려서 다른 약을 복용하거나 등. '약을 잘 복용하셨어야죠'라고 화를 내는 의사가 종종 있습니다만, 저는 그러면 안 된다고 생각합니다. 환자가 약을 제대로 복용하지 못하는 것은 결국 의사 자신의 책임이라는 걸 알아야 합니다. 환자는 모두 '건강해지고 싶다'고 생각하고 있으니까요. 처방 내용이 복잡하거나 혹은 이해가 안 가서 등 다양한 이유로 약을 제대로 복용하지 못하는 것입니다. '의사의 역할'은 그 이유를 찾아내어 조금이라도 복약 오류 가능성을 줄이는 것이지, 환자를 질책하는 것이 아닙니다.

더욱 위험한 경우는 환자가 제대로 약을 복용하고 있지 않다는 점을 놓치고, '효과가 없다'고 판단하여 약을 증량하거나 혹은 새로운 약을 추가하는 경우입니다. 예로, 고혈압과 당뇨병의 경우 이런 일이 자주 있습니다(입원 시에 '집에서 이 약들을 모두 복용했다'는 환자의 말을 그대로 믿고 모든 약을 그대로 처방했더니, 갑자기 혈압이나 혈당이 낮아지는 등 매우 위험한 경우가 있습니다).

복약 오류가 생기는 원인은 여러 가지 있지만, 그 중 흔한 원인은 '너무 많은 처방 수', '빈번한 복약 횟수(예로, 식전과 식후가 혼재되어 있음)', '번잡한 투여 방법'입니다. 이런 경우 환자는 스스로

'이렇게 많은 약을 복용하면 몸에 나쁘지 않을까'

라고 생각하고 임의로 복용을 중단 혹은 감량을 해버립니다. '약을 복용하면 어째서인지 몸 상태가 안 좋아져서 복용을 안 하고 있다'와 같은 경우도 있습니다(이는 부작용 증상일 수도 있으니 놓치지 마시길). 또한 '눈이 보이지 않아 복약 지도를 읽을 수 없다', '인슐린 주사기의 다이얼을 맞추기가 힘들다'는 경우도 고려를 해야

합니다.

그래도 역시나 가장 많은 경우는 '발견하지 못한 인지증이 있어 복용하는 것 잊어버린다(혹은 복용했다는 사실을 잊고 중복해서 복용한다)'는 경우입니다. 그리고 한 번에 여러 약물을 변경해버려서 그 변경 의도를 잘 이해하지 못하는 경우도 있습니다.

어찌 되었든 중요한 건 일단 복약 오류를 의심하는 것('약물 부작용이 생겼다', '약이 효과가 없다' 싶을 때), 그리고 복약 오류가 의심될 때 환자·가족을 비난하지 말고 '안전하게 처방하고 싶으니, 어째서 처방대로 복용하지 않았는지 말해주세요'라고 사정을 듣는 것입니다. 가끔씩 깜짝 놀랄 만한 대답을 듣는 경우도 있겠지만, 그 대답에 맞춰서 복약 오류가 생기지 않도록 처방 내용을 변경해야 합니다. 질책을 하면 환자에게서 중요한 정보를 얻을 수 없으니 절대로 하면 안 됩니다.

칼럼 1 복용약 리뷰

복약 오류를 예방하기 위해(찾아내기 위해) 중요한 것이 복용약 리뷰입니다. 복용 중인 약물을 전부 갖고 오도록 해서(혹은 재택 치료의 경우에는 약물을 모두 보여달라 하여), 환자·가족과 함께 어떤 약을 어떤 식으로 복용하고 있는지를 하나하나 확인합니다.

고령자 중에서는 환자 혼자서는 복약을 할 수 없어(인지증 등) 간병인의 도움이 필요한 경우도 많을 것입니다. 그러한 경우에는 반드시 간병인과 함께 복용약 리뷰를 진행하여 간병인도 약물에 대해 보다 깊게 이해를 할 수 있도록 해야 합니다.

복용약 리뷰를 하다 보면 분명 놀라운 발견을 하게 될 것입니다. 흡입하는 약을 제대로 흡입하지 못하는 경우도 있을 것이고, 연하장애를 발견할지도 모릅니다. 환자가 상상을 초월하는 오해를 하고 있는 경우도 있습니다(그렇지만 환자에게 화를 내면 안 됩니다. 여태 놓치고 있었던 인지증 증상일지도 모릅니다).

여러 명의 의사로부터 같은 약을 처방받은 경우도 있을 것입니다(진통제나 고혈압약 등). 일본에서는 **복약수첩**이 보급되어 있고(유감이지만 미국에는 없습니다), 1회분 개별 포장(一包化)을 비교적 쉽게 할 수 있기에(미국에서는 1회분 개별 포장이 어렵습니다) 이 점을 적극적으로 활용해 봅시다. 복용약 케이스나 복약 달력을 활용하는 것도 한 방법입니다.

복약 오류를 해결하기 위해서는 여러 직종과의 협력이 필요합니다. 약사는 물론 방문간호사나 방문약사를 활용하여 복약·투약이 실제로 어떻게 이뤄지고 있는지 확인하는 것도 좋습니다. 사회적·경제적 상황에 따라 복약이 불가능한 경우에는 사회복지사 등의 힘을 빌릴 필요가 있습니다. 당신이 의사라고 해서 모든 걸 다 책임질 필요는 없습니다. 모두들 환자에게 보다 좋은 의료 서비스를 제공하고 싶다 생각하고 있으니, 적극적으로 여러 직종과 협력해 나갑시다.

핵심포인트 4

불필요한 약을 끊게 하는 건 숙련된 의사의 기본 소양

사실 약은 투여를 시작하는 것보다, 중지·감량하는 것이 더 어렵습니다. 불필요한 약을 끊게 하는 것은 숙련된 의사의 기본 소양이니 열심히 노력해서 습득하시길 바랍니다. 고령자는 앞서 말했듯이 노화에 따른 약효의 변화로(표 1-3) 오랫동안 복용해온 약도 필요량이 줄어드는 경우가 있습니다(특히 당뇨병약). 따라서 항상 중지·감량을 염두에 두고 고령자 진료를 하는 것이 중요합니다.

약물 중지와 관련된 포인트를 다음과 같이 정리해 보았습니다.

● 약물 중지에 관련된 이모저모

● 약물을 중지할 기회

- 의료 환경이 바뀔 때(입원·퇴원·요양시설 입소 등)
- 외래 진료에서 복용약 리뷰를 시행했을 때
- 새로운 약을 투여하기 시작할 때
- 새로운 문제·증상이 생겼을 때

- **이런 경우에는 약물 중지를 검토하자**
  - 이익보다 해가 많다.
  - 효과가 거의 없다(치료의 목적에 맞는 효과가 필요하다).
  - (전에는 필요했었지만) 복용할 필요가 없어졌다.
  - 처방받았지만 복용하고 있지 않았던 약 중 복용할 필요가 그다지 없는 약

- **약물을 중지할 때**
  - 환자, 가족, 그 외 의료진들을 모아 놓고 설명한다.
  - '왜 중지하는가', '무엇이 예상되는가'를 설명
  - 어떤 식으로 중지하는가(점진적 감량이 필요한가?).

- **경과 관찰**
  - 이탈 증상[12]은 없는가.
  - 약물 중지로 증상이 악화되진 않았는가.

어떤 약물들은 갑자기 중지하면 이탈 증상이 나타나거나 몸 상태가 나빠지는 경우가 있으므로 점차 줄여나갈 필요가 있습니다. 예를 들어 benzodiazepine 계열 약물, 항우울제, 항정신약물, 항인지증약, 베타차단제, 알파차단제, 스테로이드(장기투여 후) 등이 있습니다. 모든 약물을 다 파악할 수는 없으니 불안하다 싶으면 약사와 상담합시다.

또한 **중지·변경하는 경우 '한 번에 2개까지만'** 하도록 합시다. 부작용·이탈 증상이 생겼을 때 어떤 약물이 원인인지 알기 위해, 그리고 복약 오류를 막기 위해서도 그래야 합니다.

12 역자 주: 약물에 의해 신체적 의존이 생긴 환자가 지금까지의 복약을 갑자기 중단했을 때에 출현하는 신체적 및 정신적 증상을 말한다.

새로운 약을 처방하다

여기까지 읽으신 분들은 분명 '고령자에게 새로운 약을 처방하는 건 참 힘든 일이구나'라는 것을 알게 되셨을 겁니다. 그럼에도 새로운 약을 처방하고자 할 때는 (생각보다 그럴 일이 많습니다) 다음을 확인합시다.

- 정말 그 문제를 지금 이 타이밍에 해결할 필요가 있는가
- 새로운 문제·증상은 기존에 복용하던 약물 때문에 생긴 것은 아닌가
- 기존에 복용하던 약물을 늘리거나 줄임으로써 그 문제를 해결할 수는 없는가
- 비약물요법으로 그 문제를 해결할 수는 없는가
- 제대로 복약하고 있는 것이 맞는가(복약 오류는 없는가)

를 확인합시다. 그럼에도 처방을 하고자 결심했다면, 다음을 명심합시다.

- 가능한 최소한의 약물 수
- 가능한 간단한 복용법
- 소량부터 시작

핵심포인트 5

환자의 목표와 예후를 고려하여 폴리파머시에 대처한다

여기까지 읽으셨다면 분명 이런 생각이 드실 겁니다.

고령자에게 약을 처방하는 걸 뭔가 나쁜 행동처럼 말하지만, 가이드라인이나 의학적 근거(evidence)를 따라 치료하다보면 어쩔 수 없이 처방 수가 늘어나는데…

I know. I know…

고령자 대다수는 여러 만성질환을 앓고 있으므로 처방약 수가 늘어나는 것은 당연한 일이죠. 일반적으로 5가지 이상의 처방약을 복용하고 있는 상태를 폴리파머시라고 부릅니다. 처방약은 늘면 늘수록 부작용과 복약 오류가 생길 위험이 증가하니 처방약은 적으면 적을수록 좋습니다. 예로, 처방약 개수가 하나 늘 때마다 그 처방약이 무엇인지 상관없이 낙상(転倒) 위험이 5% 증가한다고 합니다.

그러나 가이드라인에 따라 치료한다면, 어쩔 수 없이 치료약이 늘어날 수밖에 없습니다. 심부전 하나만 해도 그렇습니다. ACE억제제, 베타차단제, 이뇨약, nitro, spironolactone 등 한순간에 여러 처방이 나갑니다.

그러나 여기에는 큰 함정이 있습니다…

● 가이드라인·의학적 근거(evidence)의 한계를 알아보자.

여러 가이드라인들은 기본적으로 한 가지 질환만을 선정하여 논의를 합니다. 그러나 고령자 대다수는 여러 만성질환을 앓고 있으며, 한 가지 질환마다 각 가이드라인을 적용시키는 것은 불가능하고, 애초에 가이드라인은 여러 종류를 조합할 수 있도록 만들어진 것이 아닙니다. 게다가 가이드라인의 근거가 되는 임상시험·의학적 근거는 '여러 만성질환을 앓고 있는 환자'나 '고령자', '신체기능이 저하된 환자'를 배제하고 만들어집니다(1장 참고).

덧붙이자면 의학적 근거의 기반이 되는 여러 임상시험은 서구권에서 이루어지기에, 일본인을 포함한 아시아인이 환자군에 들어가 있지 않은 경우가 있다는 점도 주의해야 합니다(필자의 경험상, 역시 '일반적으로 백인·흑인과 아시아인은 약물 반응이 다르다'는 걸 느낍니다). 혹시 여러분이 '이 치료법은 의학적 근거가 있으니까'라며 학생에게 가르치고 환자에게 설명하고 투약을 하고 있었다면,

그 의학적 근거가 만성질환을 앓고 있는 고령 환자를 배제한 채 만들어졌을 가능성이 있으므로

맹목적으로 투약하는 것은 위험하다는 걸 아셨으면 합니다.

또한 많은 가이드라인·의학적 근거는 치료의 목표를 생명 예후의 개선으로 삼고 있지만, 생명 예후가 개선될 것으로 보이지 않는(혹은 목표로 할 수 없는) 고령 환자에게는 '이 치료가 정말 의미가 있는 것인가'를 생각할 필요가 있습니다. 만약 눈앞에 있는 고령 환자가 '이제 충분히 살았으니 더 이상 오래 살아봤자 소용없다. 가족에 민폐를 끼치기 싫으니 누워만 지내는 건 싫다'라고 한다면, 혈압약을 여러 개 처방하는 등 혈압 관리를 과도하게 하여 낙상 위험을 높이는 것보다는 목표 혈압을 재설정하고 혈압약을 줄이는 편이

그 환자의 목표(이익)에 부합한 치료

라고 할 수 있겠습니다. 즉, 맹목적으로 가이드라인·의학적 근거를 적용시키는 것이 아니라, 그 치료의 목표와 환자의 목표가 일치하고 있는지를 항상 생각해야 하는 것입니다.

이처럼 환자의 예후와 목표를 고려한 상태에서 가이드라인·의학적 근거를 활용하는 것이 정말 중요합니다. 추가로, 환자의 생명 예후를 예측할 수 있는 e-prognosis라는 사이트가 있으니 부디 활용해 보시길 바랍니다.

고령자진료에서의 가이드라인·의학적 근거의 한계

- 한 가지 질환만 대상으로 한다.
- 의학적 근거 대다수는 여러 만성질환을 앓고 있는 환자와 고령 환자를 배제
- 주로 생명 예후 연장이 치료의 목표(환자의 목표와 부합하는지 생각한다. 고령 환자에게 중요한 기능이나 증상 개선을 치료목표로 삼지 않은 경우가 많다.)
- 언제 이익을 얻을 수 있는지 생각할 필요가 있다(환자가 생전에 치료로 인한 이익을 얻을 수 있는가).

마지막으로, 미국노년의학회에서 발표한 여러 가지 만성질환을 앓고 있는 고령자에 대한 접근법을 소개하겠습니다(그림 1-3).

기본원리

- 환자의 희망·가치관을 치료계획의 목표에 반영한다.
- 의학적 근거의 한계를 인식하고, 여러 만성질환을 앓고 있는 고령자의 상황에 맞게 의학적 근거를 응용한다.
- 치료로 인한 손해, 부담, 이익 그리고 생명 예후를 종합하여 판단하여 치료를 결정한다.
- 치료의 번잡함, 실현가능성을 고려하여 판단을 한다.
- 환자에게 이익이 되고 손해는 최소한으로 하여 QOL(삶의 질)을 향상시킬 수 있는 치료를 선택한다.

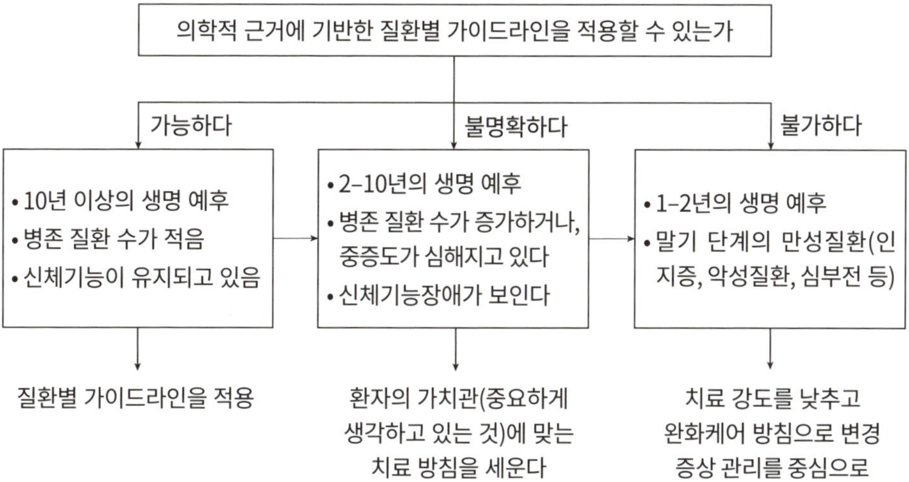

그림 1-3. 미국노년의학회에서 발표한 여러 가지 만성질환을 앓고 있는 고령자에 대한 접근법

[우에무라 타케시]

핵심 정리

1. 고령자 투약은 '소량부터, 천천히 증량'
2. 항상 약물 부작용을 고려하고 CrCl을 계산하자.
3. 복약 오류를 의심하되 환자를 질책하지 않으면서 원인을 찾자.
4. 항상 복약 중지 기회를 엿보며 처방 수를 최소한으로 한다.
5. 고령자에 대한 가이드라인·의학적 근거의 한계를 이해하고, 환자의 이익을 위한 처방(치료)을 함께 고려한다.

관련 블로그 기사

1. 'ピピッと送信,電子処方箋'
   (http://ameilog.com/atsushisorita/2013/07/19/163358)
2. 'スーパー薬剤師あらわる.'
   (http://ameilog.com/koichitakahashi/2012/06/02/003943)

참고문헌

1. Boyd C, Smith CD, Masoudi FA, et al. Decision Making for Older Adults With Multiple Chronic Conditions: Executive Summary for the American Geriatrics Society Guiding Principles on the Care of Older Adults With Multimorbidity. J Am Geriatr Soc. 2019;67(4):665-73.
2. ePrognosis [Internet]. WHAT WOULD YOU LIKE TO DO. Available from: https://eprognosis.ucsf.edu.
3. GeriatricsCareOnline.org [Internet]. AGS Clinical Guidelines and Recommendations. Available from: https://geriatricscareonline.org/toc/american-geriatrics-society-updated-beers-criteria/CL001.
4. Montero-Odasso M, Sarquis-Adamson Y, Song HY, et al. Polypharmacy, Gait Performance, and Falls in Community-Dwelling Older Adults. Results from the Gait and Brain Study. J Am Geriatr Soc. 2019;67(6):1182-8.
5. Reuben DB. Geriatrics at Your Fingertips 2016. 18th ed. New York: American Geriatrics Society; 1748.
6. Starr JM, Whalley LJ. Drug-induced dementia. Incidence, management and prevention. Drug Saf. 1994;11(5):310-7.
7. Sultana J, Cutroneo P, Gianluca Trifirò. Clinical and economic burden of adverse drug reactions. J Pharmacol Pharmacother. 2013;4(Suppl 1):S73-7.
8. WebMD [Internet]. Drugs Interaction Checker. Available from: https://www.webmd.com/interaction-checker/default.htm.
9. 今井博久, Beers MH, Fick DM. 高齢患者における不適切な薬剤処方の基準—Beers Criteria の日本版の開発. 日本医師会雑誌. 2008;137(1):84-91.
10. 日本老年医学会 [Internet]. 高齢者の安全な薬物療法ガイドライン 2015. Available from: https://www.jpn-geriat-soc.or.jp/info/ topics/pdf/20170808_01.pdf.

PART 2

고령자 기능장애의 실전적 접근법

4장

알 듯하면서도 모르고 있었던 '기능장애·프레일티·낙상'

If we could give every individual the right amount of nourishment and exercise, not too little and not too much, we would have found the safest way to health.

-의학의 아버지 히포크라테스

(많지도 적지도 않은) 적당한 식사와 운동이야말로 최고의 건강 비결이다.

핵심포인트 1

기능[1]평가가 중요한 5가지 이유

일반적인 의학교육 트레이닝에서는 '기능평가'를 그다지 중요하게 여기지 않습니다. 저의 수련의 시절에는

85세 여성, 고혈압, 당뇨병, CAD(관상동맥질환) 기왕력 있음. 어제 발열과 호흡곤란으로 응급

1 역자 주: 신체기능(function), 이 책에서는 주로 신체 활동능력을 의미한다.

외래에 실려옴. 폐렴을 진단받고 입원하게 됨.

라고 보고한 후, '검사 결과는 어땠는가', '어떤 항생제·치료를 진행하고 있었는가'에 대해 논의하였지만, 입원 전의 기능, 즉 '보행은 어떠한가', '혼자 목욕을 할 수 있는가'가 논의 주제였던 적은 없었습니다. 그렇습니다. 언뜻 보면 보행과 폐렴은 아무런 관계가 없어 보입니다. 그러나 노년의학과 의사에게 기능평가는 필수 사항입니다. 어째서일까요? 그 이유를 설명하겠습니다.

1) 기능장애가 중요한 예후 결정인자가 된다.

예후를 예측할 때 여러분은 기왕력이나 크레아티닌 및 알부민 등의 검사 수치를 염두에 두실 겁니다. 그러나 그에 못지않게 혹은 그 이상으로 예후에 결정적인 영향을 끼치는 것이 기능장애입니다. 예로, 1998년의 논문에서는 입원 2주 전의 기능장애 유무가 입원 중·후의 사망 위험의 결정적인 요인임을 밝혔으며, 기존의 평가 도구(APACHE 등)에 기능장애 유무를 추가함으로써 예후 예측의 정밀도가 높아진다는 점을 시사하고 있습니다.

또한 유명한 예후 평가 기준인 NYHA(표 2-1)이나 ECOG(표 2-2) 모두 원인 질환이 기능에 끼치는 영향을 평가하고 있고, 완화케어에서 자주 쓰이는 예후 예측 도구인 PPS (Palliative Performance Scale)는 주로 기능을 평가합니다.

표 2-1. 심부전 환자 진료 시 활용하는 NYHA 분류

분류 I	통상의 신체활동으로는 피로와 두근거림(動悸), 호흡곤란, 협심증이 발생하지 않음
분류 II	통상의 신체활동으로 피로와 두근거림, 호흡곤란, 협심증이 발생함
분류 III	약간의 신체활동으로도 피로와 두근거림, 호흡곤란, 협심증이 발생함
분류 IV	안정 시에도 피로와 두근거림, 호흡곤란, 협심증이 발생함

NYHA, New York Heart Association; 뉴욕심장협회

표 2-2. 악성종양 환자의 ECOG (Eastern Cooperative Oncology Group) 분류

ECOG	상태
0	질환이 생기기 전과 같은 정도의 활동을 제한 없이 할 수 있다
1	격렬한 활동은 어렵지만 보행은 가능. 간단한 집안일이나 사무작업 등 부하가 가벼운 작업 그리고 앉아서 하는 작업이라면 할 수 있다
2	보행이 가능하고 일상 활동은 혼자서 가능하나 작업은 할 수 없다. 깨어 있는 시간의 50% 이상은 침대 밖에서 활동한다
3	일상 활동은 제한적으로 가능하나, 깨어 있는 시간의 50% 이상을 침대 혹은 의자에서 보낸다
4	일상 활동이 불가능하고 침대와 의자에서만 생활할 수 있다

ECOG, Eastern Cooperative Oncology Group; 미국동해안암임상시험그룹

2) 대략적인 경과를 파악한다.

그림 2-1처럼 심질환·폐질환, 신경변성질환으로 인한 시간에 따른 기능장애 변화는 각각 다릅니다.

그렇기 때문에 기능저하의 변천(trajectory)과정을 살펴보면, 환자의 대략적인 경과(big picture)를 파악할 수 있고 예후 파악과 치료목표를 정할 때 도움이 됩니다.

3) 퇴원 후 기능을 어느 정도 예측할 수 있기에 퇴원 후의 계획을 세우기 쉽다.

입원 그리고 급성 질환으로 대다수의 고령자가 기능이 떨어집니다. 입원 후 기능을 예측하기 위해서는 입원 전의 기능을 파악하는 것이 중요합니다. 이로써 더 빠른 대책을 세울 수 있습니다.

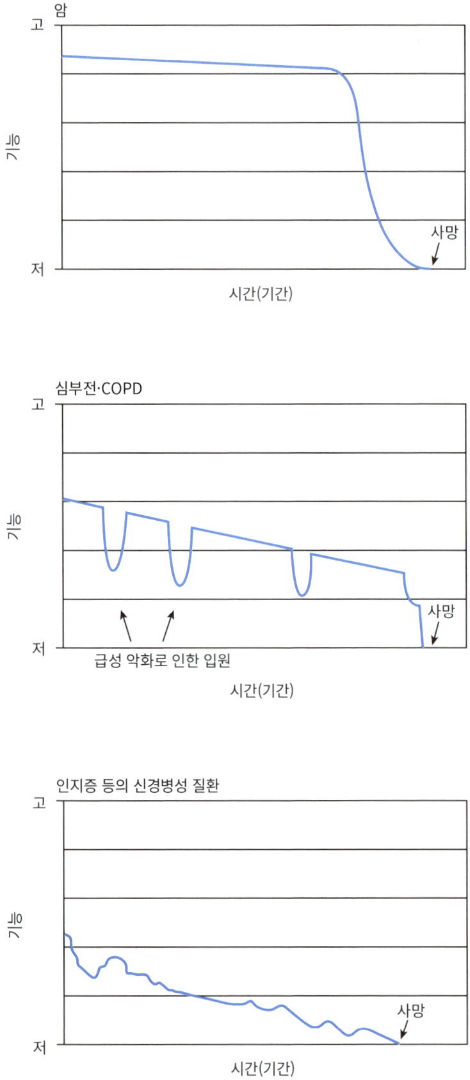

그림 2-1. 질환별 기능저하의 변천과정

4) 요양시설 입소를 예방하고 가족에게 지원을 제공할 수 있다.

당연한 결과이지만, 기능장애가 요양원 입소의 결정인자가 된다는 연구 결과가 많습니다. 조기에 기능 보조를 제공하고 재활 운동을 함으로써 기능저하를 예방할 수 있습니다. 또한 기능저하 시 누군가가 간병을 하지 않으면 안 됩니다만, 대부분 그 부담을 가족이 집니다. 따라서 환자 가족에게 적절한 지원을 제공하기 위해서도 기능평가를 빼놓을 수 없습니다.

5) 수술 후 예후에도 기능이 영향을 미친다.

기능장애는 내과 영역에만 영향을 끼치는 건 아닙니다. 외과 영역에서도 최근 기능장애 평가의 중요성을 인식하고 있습니다. 예로, 수술 전 기능장애의 유무가 수술 후 재입원율과 사망률과 강한 상관관계가 있다고 하며, 심장외과수술의 경우에도 보행능력이 수술 후 사망률에 영향을 준다는 보고도 있습니다. 미국노년의학회에 따른 고령자의 수술 전 평가 공동 가이드라인에서도 기능평가가 중요하다고 지적하고 있습니다.

핵심포인트 2

기능평가의 핵심은 목욕

문진 중 ADL(일상생활동작)/IADL(수단적 일상생활동작)을 하는 데 도움이 필요한지 여부를 물어봄으로써 기능평가를 시작합니다(표 2-3).

표 2-3. ADL/IADL에서 평가하는 기능평가 14항목

ADL(일상생활동작)[a]	IADL(수단적 일상생활동작)[b]
- 옷 갈아입기 - 목욕 - 식사 - 화장실 가기 - 배설 조절 - (침대에서 휠체어로) 옮겨 타기(移乘) - 보행	- 식사 준비 - 장보기 - 교통수단 이용 - 전화 걸기 - 금전 관리 - 의복 관리 - 청소

[a] 가정 내 활동

[b] 가정 내/사회적 활동

그러나 바쁜 임상현장에서 14가지 항목 모두 물어보는 것은 불가능합니다. 그러므로 제가 사용하고 있는 2가지 노하우를 알려드리겠습니다. 첫 번째,

ADL에 도움이 필요한 사람은
IADL 또한 도움이 필요한 경우가 많다

입니다. 예를 들어 식사나 옷 갈아입기를 혼자서 할 수 없는 사람이 공공교통수단을 사용해서 이동하는 건 불가능하겠죠. 단, 종종 신체적으로 장애는 있지만 인지기능은 정상인 경우, ADL에 제한이 있어도 금전 관리를 스스로 할 수 있는 경우가 있으니 상세한 문진이 필요한 경우에는 IADL 모든 항목을 문진하도록 합시다.

또 하나의 노하우는 ADL을 문진할 때

가장 먼저 목욕에 대해 질문하기

입니다. ADL 중에서는 목욕이 가장 어려우니 일단 혼자서 목욕을 할 수 있는지 질문하고, 문제가 없다면 ADL은 문제가 없다고 생각하고 IADL에 대해 질문합니다. 목욕하는 데 문제가 있다면 다른 ADL도 문제가 있을 가능성이 있으므로 다른 ADL에 대해 질문합니다. 이렇게 하면 수고를 덜 수 있습니다.

또한 보행 시 어떤 보조도구(지팡이 등)를 사용하고 있는지도 반드시 물어봅시다.

● 추가적인 문진

기능장애를 발견했다면 더 자세하게 문진을 합니다. '언제부터 그 기능장애가 있었는지'. 또한 환자에게 '왜 그 ADL·IADL을 할 수 없는가'를 물어봅시다. 통증이나 호흡곤란, 무기력 등으로 기능장애가 발생한 것이라면 그 증상에 대해서도 상세하게 물어봅니다. 또한 '어떻게 그 기능장애에 대처하고 있는가'도 물어봅시다.

● 기능장애의 원인에 대해 생각하다

고령자가 기능장애가 있는 경우, 여러 가지 요인이 복잡하게 얽혀서 기능장애를 야기하고 있는 경우가 많습니다. 또한 신체적인 원인뿐만 아니라 정신적인 원인과 사회적 원인이 얽혀있는 경우가 많으므로, 2장의 CGA의 대표적인 사고법인 5Ms와 DEEP-IN 등을 참고하고 다직종(多職種) 접근을 활용하여 다각도로 평가를 시행합시다. 그리고 필요에 따라 여러 검사를 활용하여 기능장애를 야기한 원인에 대해 생각해 봅시다.

핵심포인트 3

기능장애에 대한 대처는 '개선'과 '경감'

기능장애에 대한 대처를 크게 나누자면

1. 기능을 개선한다.
2. 기능과 관련된 부담을 줄인다.

를 목표로 개입을 고려합니다. 중요한 것은 '개입도 여러 직종을 활용한다'는 것입니다. 의사만으로는 개입에 한계가 있기 때문입니다. 그리고 원인을 고려하여 개입을 합니다. 예로, 통증이 원인이라면 통증을 조절하고, 심부전으로 인한 호흡곤란이 원인이라면 심부전 치료를 합니다. 재활운동으로 기능 개선이 기대되는 상황이라면 재활운동을 의뢰합시다.

기능과 관련된 부담을 줄이는 것도 검토합니다. 구체적으로는 각종 다양한 보조도구를 활용하는 것이죠. 보조도구에 익숙하지 않은 분도 있으실 테니, 물리치료사 등 다양한 직종과 협력하여 필요한 보조도구를 검토합니다. 또한 간병인 배정과 의료 환경 이동(자택에서 요양시설로)도 검토합니다. 이 경우에는 의학적·신체적 요인뿐만 아니라 사회적인 요인이 크게 관련되기에 반드시 사회복지사 등 다양한 직종과 협력합니다.

● 각종 보조도구와 다양한 직종과의 연계를 활용하여 기능장애에 대처하는 방법

- 보행보조기구

노년의학과 의사는 보행보조기구에 관한 정확한 기초지식을 습득하는 것이 중요합니다. 일단 보조기구마다 제공할 수 있는 안정성 레벨이 다르다는 걸 알아둡시다. 안정성이 높을수록 보행이 불편해지니 환자의 불안정성에 맞춰 보행보조기구를 선택할 필요가 있습니다.

• 안정성 레벨

T자 지팡이(한발) < 3–4발 지팡이 ≦ 4륜 보행기 < 2륜 보행기 < 바퀴 없는 보행기

4륜 보행기의 경우 브레이크를 걸지 않으면 정지 상태를 유지할 수 없으므로, 인지증 혹은 브레이크 사용을 잊어버릴 만한 환자에게는 추천하지 않습니다.

• 지팡이 높이 조절

그림 2–2처럼 지팡이의 손잡이 높이를 선 상태에서의 손목 높이만큼 되도록 조절합니다. 잘못된 지팡이 높이는 낙상 사고의 원인이 되므로, 외래에서 지팡이를 사용하는 환자를 본다면 반드시 지팡이 높이를 확인해 봅시다.

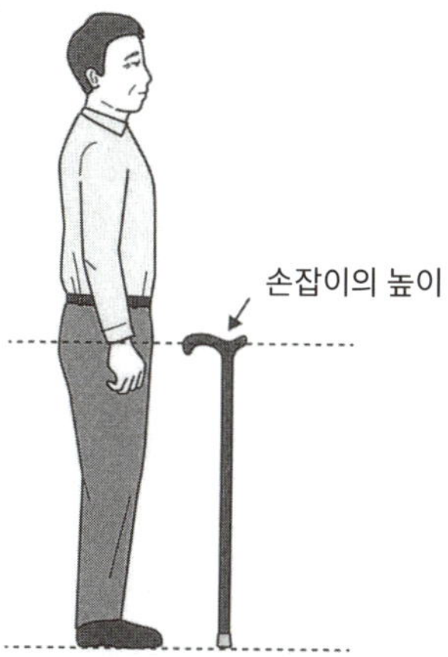

그림 2-2. 지팡이 높이 기준

- 보행기의 높이 조절

보행기도 마찬가지로 손잡이 높이가 선 상태에서의 손목 높이와 같도록 조절합니다. 그리고 보행 시에는 팔꿈치가 20-30도 구부러져야 합니다. 보행기의 높이도 반드시 확인해 둡시다.

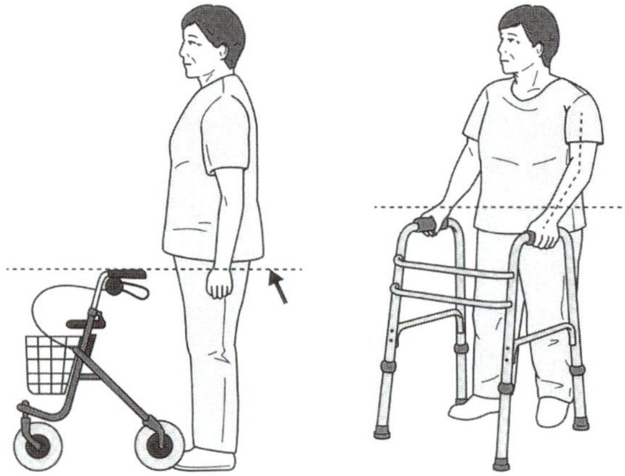

그림 2-3. 보행기의 높이 기준

- ADL보조도구

ADL을 보조하는 도구(예: 안전바, 높이조절 변기)는 다양합니다. 문진에서 ADL장애를 발견했다면, 장애가 있는 ADL마다 도움을 줄 수 있는 보조도구가 있는지 사회복지사 혹은 재활 전문가와 상담해 봅시다.

예를 들어 하체가 약해서 서양식 변기에 앉거나 일어서는 것을 힘들어하는 경우, 높이조절 변기를 사용함으로써 부담을 덜 수 있어 자율 행동이 가능해집니다. 누워만 있는 노인의 경우, 침대에서 의자로 이동하는 것이 어렵기에 수동 혹은 보조 리프트가 도움이 됩니다.

- 입원으로 인한 기능저하를 최소한으로 한다.

고령자의 급격한 기능저하의 원인 중 대다수가 '입원'입니다. 입원 시에는 질병으로 인해 근육에 변화가 생기며 병상에 누워 있는 시간이 길어지기 때문에 근위축이 급격하게 진행됩니다. 고령자는 입원 후 근력이 하루에 5%씩 감소한다고 합니다. 따라서, 고령자 입원 시 근력저하를 최대한 막는 것이 중요합니다. 되도록 병상에서 지내는 시간을 줄여봅시다. 예를 들어 '수액을 맞는 시간을 줄인다', '불필요한 카테터는 중지한다', '기립성 저혈압이 발생하지 않도록 약물을 조절한다', '섬망을 줄인다' 등이 있습니다.

- 입원 중·후 재활치료에 대하여

위와 같은 대처법으로 신체적 조건이 충족된다면, 재활치료를 (필요하다면) 되도록 일찍 시작합시다. 급성기 입원 환자여도 적극적인 재활치료로써 기능저하를 예방할 수 있다는 보고도 있습니다.

환자가 재활치료에 집중할 수 있도록 의사로서 최대한의 케어를 해주는 것이 중요합니다. 통증 치료가 불충분하다면 재활치료를 할 수 없으므로 통증을 확실하게 치료합니다. 그 외에도 예를 들어 심부전 치료를 위해 입원을 하고 있고 ACE억제제와 베타차단제를 고용량으로 투여하고 있는 경우, 기립성 저혈압이 생기기 쉬워 재활치료가 어려울 수도 있습니다. 이러한 경우에는 심부전 치료의 필요성과 기대 효과, 그리고 재활치료의 기대 효과를 저울질할 필요가 있겠습니다.

이때 '환자의 목표는 무엇인가'에 대해 이야기를 나누는 것이 앞으로의 치료 방침을 정할 때 큰 도움이 됩니다. 집에 돌아가는 것이 무엇보다 중요하다면, 재활치료 중에는 심부전 치료약을 조금 줄이는 것이 환자에게 더 도움이 될 수도 있습니다. 가이드라인·의학적 근거에만 몰두하지 않고 환자의 목표에 맞게 유연한 대응을 하는 것이 노년의학과 의사가 갖추어야 할 올바른 자세입니다.

칼럼 1 '프레일티'. 이거, 설명하기 정말 어렵네요.

자, 프레일티에 대해 알아봅시다. 이거, 굉장히 설명하기 어렵습니다만, 후생노동청(厚生労働省) 연구보고서를 참고하자면 '노화와 더불어 심신의 활력(운동기능과 인지기능 등)이 저하하고 여러 가지 만성질환이 병존(併存)하여, 생활기능장애가 생기고 심신의 취약함이 드러난 상태'를 말하는 증후군입니다. 즉, 노화가 진행되고 신체기능이 저하되어 입퇴원을 반복하는, 여러분이 매일같이 마주치는 고령 환자들을 말합니다. 예전부터 의료진들은 프레일티에 대해 어느 정도 인식을 하고 있었지만, 2001년 Fried가 최초로 명확한 진단기준을 제창함으로써 제대로 정의가 내려졌습니다.

- Fried의 기준

1. 근력 저하(악력 저하)
2. 체력 저하(운동 지구력 저하)
3. 운동속도 저하(보행속도 저하)
4. 폐활량 저하
5. 체중 저하

이 5가지 항목 중 1-2가지가 양성이면 'pre-frailty', 3가지 이상 양성이면 'frailty'라고 정의합니다.

단, 이 진단기준은 굉장히 사용하기 까다로운데, 예를 들어 근력 저하는 악력 측정을 해서 BMI 24 이하 남성은 29 kg 이하 시 '양성', BMI 24-26 남성은 30 kg 이하 시 '양성'이라든지, 활동량의 저하는 '남성의 경우 383 kcal/주 이하로 정의한다'라든지. 아니, 그걸 무슨 수로 측정하라는 건데요… 라는 생각이 드는 항목들뿐. 그래서 실제 임상에서 이 진단기준을 사용하여 프레일티를 진단하는 의료진은 제가 알기로는 없습니다.

본래 Fried의 기준은 본래 심혈관질환 리스크를 예측하기 위해 시행된 cardiovascular health study라는 코호드 연구의 데이터를 사용하여 만들어진 기준이기에, 이렇게 현실적이지 못한 진단기준이 되어버린 것입니다. 이 코호트 연구에서는 중등도의 인지증과 그 외 중등도의 질환을 앓고 있는 환자는 배제되었다는 점(악력 측정 등을 못하니까요)도 주의해야 합니다. 그러므로 이 Fried 기준은 기본적으로는 연구목적으로만 사용합니다.

그래서 임상목적으로 제창된 수많은 프레일티 진단기준이 있습니다. 그 중 임상적으로 쓸 만한 것이 SOF index (the study of osteoporotic fractures)인데

1. 과거 2년간 5% 이상 체중감소(의도적으로 체중 감량을 한 경우도 포함한다.)
2. 의자에서 팔을 쓰지 않고 5회 일어설 수 없다.
3. '체력이 있으시나요'라는 질문에 '아니요'라고 답한다.

이 항목 중 2개 이상 '양성'이면 프레일티로 진단합니다.

프레일티가 있으면 **'낙상', '입원', '기능저하', '사망'의 위험이 높아집니다.** 허나, '그래서요?'라는 반응이 나올지도 모르겠네요. 프레일티를 진단했다고 해서 '획기적인 치료약이 있다'는 건 아니니까요. 게다가 프레일티는

장기별 질환개념에 익숙한 의료진에게는, 독립된 병태로 인식되지 않는다.

는 점도 한몫합니다.

그렇지만 놓치면 안 되는 포인트가 여러 가지 있으니, 다음과 같이 정리해 보겠습니다.

1. 프레일티 환자를 진료한다면 프레일티를 야기하는 질환(심부전, 관절 류마티스 등) 중 치료 가능한 것은 치료하고, 운동치료를 하는 것이 중요합니다. 프레일티는 비가역적인 상태가 아니므로 운동치료와 질환치료로 프레일티가 개선될 수 있기 때문입니다.

2. 프레일티 환자는 우울증 유병률이 높다고 알려져 있으므로, 우울증을 스크리닝하여 (필요하다면) 치료하는 편이 좋습니다.

3. 프레일티 환자는 입원 위험이 높고 약물 부작용 위험도 높기에, CGA로 노년의학과적인 평가를 시행하고, IDT (interdisciplinary team; 다직종 팀)를 활용하여 포괄적인 치료를 하도록 합시다. 치료목표(goal)에 대한 상담은 조기에 시작하여 프레일티가 진행됨에 따라 치료목표를 확인 및 조정하고, 환자와 가족이 원하지 않고 해가 될 만한 치료를 사전에 배제하는 것도 중요합니다.

핵심포인트 4

낙상 사고는 중대한 사건! 원인을 규명하고 다음을 예방한다

낙상(転倒)은 고령자진료 시 자주 조우하는 문제입니다. 여러분도 몇 번 경험하진 적이 있으실 겁니다. '입원 중 병상에서 일어나다가 넘어졌다' 혹은 외래에서 가족이 "선생님, 저번에 아버지께서 넘어져서 허리가 아프다고 하십니다", 심지어는 '넘어져서 고관절 통증을 호소하는 고령자가 응급외래에 실려왔다'는 등.

기존의 내과·외과적 접근법으로는, 실신을 배제하고 두부외상 유무를 확인한 후 두부CT를 찍을까 결정합니다. 그 외에도 외상이 의심된다면 골절 배제 진단을 위해 X-ray를 찍고, 모든 검사에서 '음성'이 나오면 진통제를 처방하면서 '다음 번에는 넘어지지 않도록 조심하세요'라고 말하고 진료를 종료합니다. 저도 예전에는 그랬습니다.

그러나, 그걸로는 충분하지 않습니다.

이번 장에서는 노년의학과의 중요 테마 중 하나인 낙상에 대해 '노년의학과적 접근을 한다면 어떻게 되는가'에 설명하겠습니다.

● 낙상은 고령자에게 상당히 많다.

사회 생활을 하고 있는 고령자 중 4명 중 한 명이 1년간 한 번은 넘어지고, 80세 이상으로 국한한다면 이 빈도는 2명 중 한 명으로 줄어듭니다. 그리고 낙상은 여러 외상을 야기합니다. 75세 이상 고령자의 7%가 넘어져서 응급외래에 방문, 그 중 40%가 입원을 하게 되었고 심지어 10%가 골절 등 심각한 부상을 입었습니다. 또한 넘어진 채 일어날 수 없어 10시간 이상 엎드려진 채로 발견되어 횡문근융해증[2]이 생

2 역자 주: 근육이 괴사되면서 세포 안에 있는 근육 성분이 혈액으로 방출되면서 나타나는 증후군을 말한다.

긴 경우도 있습니다.

낙상으로 사망하는 고령자도 끊임없이 생깁니다. 미국에서는 2016년 3만 명에 가까운 고령자가 넘어져서 사망했다고 합니다. WHO에 따르면 세계에서 연간 64만 명이 낙상으로 사망한다고 합니다. 그 외에도 사망, 외상까지는 아니여도 걷는 게 무섭다며 집 밖으로 나오질 않거나 우울증에 걸리는 고령자도 있습니다. 그렇습니다. 낙상 사고는 단지 '넘어지지 않도록 조심하세요'라고 말하고 넘어갈 것이 아니라, 건강상 중대한 문제인 것입니다. 의사는 낙상 사고에 대해 적절한 조치를 취해야 합니다.

이 적절한 조치라는 것은

낙상을 인식하고 넘어진 원인을 문진·진찰로 특정하고,
그 원인을 가능한 한 배제하고, 그리고 다음 낙상 사고를 예방하는 것

입니다. 또한 1) 외래와 2) 입원·요양원 생활 중의 낙상은 차이점이 있기 때문에 나눠서 설명하겠습니다.

1) 외래진료에서의 낙상

- 일단 낙상을 인식하자.

낙상(転倒)의 정의는 '타인에 의한 외력, 의식소실, 뇌졸중 등으로 돌연 발생한 마비, 간질 발작 등과 무관하게 단순 부주의로 사람이 동일한 평면 혹은 보다 낮은 평면에 넘어지는(접지하는) 것'입니다.

환자는 낙상을 그다지 큰 문제로 생각하지 않고, 물어볼 때까지 말하지 않는 경우가 많습니다. 그러므로 문진 시 반드시 낙상 유무를 물어봅시다. 저는 기본적으로 '과거 1년간 넘어진 적이 있는지'를 질문하고 있습니다.

- 낙상의 원인들

낙상은 인간이 직립 이족보행을 하기 때문에 생기는 현상입니다. 직립 이족보행은 사족보행에 비해 명백하게 불안정하고 근골격계, 신경계의 복잡한 협조를 필요로 하기에 노화에 따른 다양한 변화가 낙상으로 이어지는 것입니다. 때문에 근골격·신경계와 이들의 협조를 방해하는 모든 것이 낙상의 위험인자가 됩니다. 예로, 인지증도 낙상 위험을 높힙니다. 허나 인지증을 치료할 수는 없는 노릇이고 그 외에도 배제할 수 없는 위험인자들이 다수 존재합니다. 따라서 낙상의 평가에선 개선 가능한 위험인자를 의식하는 것이 중요합니다. 이는 크게 5가지로 구별됩니다.

- 약물
- 근력·밸런스 장애
- 기립성 저혈압
- 시각장애
- 환경인자(조명, 바닥, 신발 등)

병력청취와 진찰·검사

병력청취에서는 위의 위험인자들을 의식하며 정보를 모아봅시다.

- 어떤 상황에서 넘어졌는가(무엇을 하고 있었는가? 방 상태는? 신발은 무엇을 신고 있었는가? 조명은 충분했는가?)
- 동반 증상
- 시각장애의 유무(안경을 착용했었는가?)
- 복용하던 약물
- 기왕력
- 신체기능

그리고 위의 요인들을 의식하면서 진찰을 합니다.

- 기립성 혈압 측정
- 시각 평가
- 근골격·신경계의 진찰
- 보행, 밸런스 평가[TUG (Timed Up and Go Test), 일자보행(Tandem gait) 검사]

● TUG (Timed Up and Go Test)

환자를 의자에 앉혀 놓은 상태에서 자력으로 일어서도록 하고, 3 m를 통상 속도로 보행한 후 180도 돌아서서 다시 의자까지 통상 속도로 보행해서 (보행거리는 왕복 6 m) 앉을 때까지의 시간을 측정하는 테스트입니다. 소요 시간은 10초 미만이 정상, 그 이상은 다음과 같이 해석합니다(표 2-4).

표 2-4. TUG의 평가기준

소요시간	의미
10초 미만	정상
10초 이상	ADL장애 위험 존재
12초 이상	낙상 위험 존재
30초 이상	ADL이 제한된 상태(혼자서 외출할 수 없음)

또한 소요 시간뿐만 아니라 다음 항목도 살펴봅시다.

1. 일어서기: 원활하게 일어설 수 있는가, 아니면 양손을 사용하여 힘들게 일어나는가.
2. 보행 자세: 등을 바로 폈는가 혹은 굽어져 있는가.

3. 팔 흔들기: 팔을 적절하게 흔드는가(파킨슨병의 경우 팔의 움직임이 작아진다).
4. 보폭·보행 시 발 높이: 보폭은 적당한가. 보행 시 양발은 대칭적인가. 보행 시 발 높이(지면에서 발까지의 높이)가 적절한가.
5. 보행방향 전환: 보행을 멈추고 방향 전환을 할 수 있는가.

● 일자보행(Tandem gait) 검사

양 다리를 모아서 기립 자세를 10초 유지할 수 있는지를 평가합니다(눈은 뜬 상태로, 팔을 벌려도 된다). 가능하다면 한쪽 발을 조금 앞으로 내밀어 10초간 균형을 유지합니다. 이 또한 가능하다면 발꿈치와 발끝을 붙인 상태에서 균형을 10초간 유지합니다. 이로써 균형 평가를 시행할 수 있습니다.

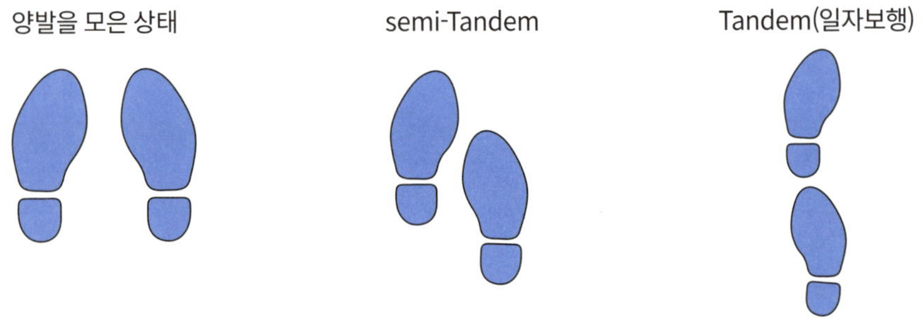

그림 2-4. 일자보행(Tandem gait) 검사
밸런스 평가. 양발을 모은 상태와 semi-Tandem, Tandem 각각의 상태에서 눈을 뜨고 기립자세를 10초간 유지한다.

그리고 검사는 필요에 따라 혈액검사, 심전도, 영상검사 등을 합니다. 또한 비타민D 측정도 검토합니다.

- **치료·개입**

앞서 파악한 위험인자를 가능한 한 줄이도록 개입을 합니다. 이때도 IDT(다직종 팀)를 활용하는 것이 중요하다는 거, 잊지 않도록 합시다.

- **약물**

기본적으로 근골격·신경계에 악영향을 끼치는, 혹은 저혈압·부정맥을 야기하는 약물은 모두 낙상 위험을 증가시킵니다.

낙상 위험을 증가시키는 약물군
고혈압약, 항부정맥제(class IA), benzodiazepine 계열 등 항불안·진정약, 항정신병약, 항간질약, 이뇨약, 삼환계항우울제, SSRI (selective serotonin reuptake inhibitor), 근이완제, 스테로이드

또한 약물 종류에 무관하게 약물 수가 늘어날수록 낙상 위험이 증가한다고 합니다. 모든 복용약을 재검토하고, 중지할 수 있는 약물이 있다면 중지(혹은 감량)합시다.

- **근력 밸런스**

근력·보행에 장애가 있는 경우 재활치료·운동치료를 검토해 봅시다. 낙상 예방에 효과가 있는 운동치료는 근력·밸런스·보행 등 여러 가지 있습니다. 태극권이 낙상 예방에 효과가 있다는 보고도 있습니다. 적절한 보행보조기구를 사용하는 것도 중요합니다.

- **기립성 저혈압**

매일 수분·염분 섭취 제한을 하고 있다고 한다면 그 필요성을 다시 검토해 봅시다. 고혈압약을 복용하고 있는 경우 '감량·중지'를 검토합니다. 일어설 때 천천히 움직이도록 지도합니다. 또한 일어서기 전에 손을 쥐었다 폈다, 발꿈치를 올렸다 내렸

다를 10번 반복하면 어느 정도 혈압 저하를 예방할 수 있습니다.

- **시각장애**

안경을 사용하고 있는 경우, 바른 착용법을 지도합니다. 예를 들어, 돋보기 안경을 쓰고 걷는다고 한다면 반드시 돋보기 안경을 벗고 걷도록 지도합시다. 선글라스 등 색이 있는 안경을 쓰는 경우도 위험합니다. 안과 질환이 의심된다면 안과 진료를 권합시다. 백내장이 진행 중이라면 수술도 검토합니다. 백내장 치료로 낙상 위험이 줄어들었다는 보고가 있기 때문입니다.

- **환경인자**

필요하다면 간호사 등이 방문하여 자택의 안전성 평가를 실시합니다. '바닥이 어지럽혀져 있지는 않은지', '바닥에 단차는 없는지', '보행보조기구를 사용할 수 있는 공간이 있는지', '조명은 충분한지' 등을 평가하여 필요에 따라 ADL보조기구를 처방합니다. 또한 잊으면 안되는 것이 신발 평가입니다. 기본적으로 힐이 높은 신발, 슬리퍼처럼 발뒤꿈치가 열려 있는 신발은 넘어질 위험이 높으니 자제하도록 합니다. 가장 안전한 신발은 발뒤꿈치가 높지 않은 스포츠용 신발이라고 합니다.

넘어졌을 경우 자력으로 일어설 수 없는 경우가 많으며, 혼자 사는 경우 오랜 시간 바닥에 쓰러진 채 움직이지 못하는 경우도 있습니다. 그러므로 혼자서 넘어질 위험이 있는 환자의 경우, 낙상 탐지기능을 갖춘 웨어러블 기기 사용을 검토하는 것이 좋습니다.

- **그 외**

그 외 개입으로는 비타민D가 있겠습니다. 과거 비타민D를 복용함으로써 낙상 위험이 낮아졌다는 연구 결과가 있기 때문입니다. 최신 가이드라인에서는 누구에게나 비타민D를 처방하는 것이 아니라, 비타민D를 측정해서 수치가 낮은 경우에만 복용하는 것을 추천하고 있습니다.

인지증이나 파킨슨병이 있는 경우 cholinesterase inhibitor 처방을 검토하는 것도 좋습니다. 왜냐하면 소수(n=23)의 파킨슨병 환자를 대상으로 한 RCT연구에서 donepezil을 복용했더니 낙상 위험이 감소했다는 보고가 있기 때문입니다. 대규모 연구는 아니지만, 임상적으로 응용할 수 있는 경우에는 처방을 검토하는 것도 좋습니다.

2) 입원·요양원 생활 중의 낙상

지금까지 '외래진료에서의 낙상'에 대한 개입을 설명했습니다만, 사실 '입원 중이거나 요양원 생활 중의 낙상'과는 큰 차이가 있습니다. 왜냐하면 입원·요양원 생활 중의 낙상은

급성기의 질환과 만성질환, 섬망이 원인이 되어

일어나는 경우가 있어 예방이 어려운 경우가 많기 때문입니다. 다양한 낙상 예방 연구가 진행되고 있습니다만 어느 하나 제대로 된 의학적 근거가 마련되지 않은 상태입니다. 그렇다고 해서 아무것도 안 해도 된다는 것은 아닙니다. 의학적 근거가 없더라도 앞서 설명한 사고법을 따라 리스크를 평가하고, 가능하다면 위험인자를 줄이는 노력을 하는 것이 중요합니다. 몇 가지 정도 입원, 요양원 생활 중 생기는 낙상에 대해 다뤄보겠습니다.

미국에서는 환자가 병상에서 일어서려고 하면 소리가 나는 bed alarm을 많이 사용하고 있습니다. 그런데 이거, 임상연구에서는 효과가 없는 것으로 나타났습니다. 왜냐하면 알람을 인지한 스태프가 병실에 도착했을 때는 이미 환자가 넘어져 있기 때문입니다. 그러므로 딱히 추천하지는 않습니다. 신체구속 등도 물론 추천하지 않습니다. 그것보다 섬망이 낙상 위험 요소이므로, 섬망 치료를 해서 섬망을 예방하

는 것이 중요합니다. 그리고 낙상을 완전히 예방할 수는 없다고 해도, 넘어져서 생기는 외상을 줄이는 것도 중요합니다. 그러기 위해서는

침대 울타리를 되도록 사용하지 맙시다.

낙상을 예방하기 위해 옛날부터 침대 울타리가 효과가 있을 것이라 여겨졌고, 일본에서는 지금도 사용하는 곳이 많을 것이라 생각합니다. 하지만 이 발상은 한물 지나간 것이며 미국에서는 사용이 금지된 시설도 많습니다. 왜냐하면 침대 울타리가 있으면 이를 타고 넘어가려고 하다가 보다 높은 위치에서 넘어지므로 낙상으로 인한 외상 위험이 높아지기 때문입니다. 그러므로 침대 울타리를 제거하는 것도 검토합시다(병원 상황에 따라 어려울 수도 있겠지만). 그리고 낙상 위험이 있는 환자는 병상 높이를 최대한 낮추고, 추가로 바닥에 매트를 깔아서 넘어질 때의 충격을 완화하도록 합시다.

- **낙상 위험과 항응고제**

마지막으로 낙상과 항응고제에 대해 다뤄볼까 합니다. 미국에서도 자주 '낙상 위험이 높으므로 심방세동이 있지만 항응고제는 복용 안한다'는 환자를 봅니다만, 이 생각은 잘못된 것일 가능성이 높으므로 주의합시다. 왜냐하면 항응고제 복용 중에 생긴 낙상으로 인해 심한 출혈 증상이 생길 위험보다 항응고제를 복용하지 않아 뇌졸중이 생길 위험이 더 크다고 여겨지기 때문입니다. 따라서 항응고제 복용이 필요한 환자인데도 낙상 위험만을 고려해서 복용을 중지시키는 것은 신중하지 못한 생각입니다(물론 치료목표를 고려해서 중지해야 하는 경우도 있습니다만…)

[우에무라 타케시]

핵심 정리

1. 기능평가는 예후 예측과 퇴원 지원을 위해 아주 중요
2. 보행보조기구의 올바른 사용법을 알아두자.
3. 기능장애 평가·개입에도 다직종 연계가 중요
4. 조기의 기상(起床)·재활치료를 통해 입원으로 인한 기능저하를 예방한다.
5. 프레일티의 진단기준은 연구를 위한 개념
6. 낙상을 확인하고 위험인자를 특정하여 다음 낙상을 예방하자.

참고문헌

1. Afilalo J, Kim S, O'Brien S, et al. Gait Speed and Operative Mortality in Older Adults Following Cardiac Surgery. JAMA Cardiol. 2016;1(3):314-21.
2. Anderson F, Downing GM, Hill J, et al. Palliative performance scale (PPS): a new tool. J Palliat Care. 1996;12(1):5-11.
3. Berian JR, Mohanty S, Ko CY, et al. Association of Loss of Independence With Readmission and Death After Discharge in Older Patients After Surgical Procedures. JAMA Surg. 2016;151(9):e161689.
4. Boockvar KS, Meier DE. Palliative care for frail older adults: "there are things I can't do anymore that I wish I could...". JAMA. 2006;296(18):2245-53.
5. Borowicz A, Zasadzka E, Gaczkowska A, et al. Assessing gait and balance impairment in elderly residents of nursing homes. J Phys Ther Sci. 2016;28(9):2486-90.
6. Burns E, Kakara R. Deaths from Falls Among Persons Aged≥65 Years - United States, 2007-2016. MMWR Morb Mortal Wkly Rep. 2018;67(18):509-14.
7. Cameron ID, Dyer SM, Panagoda CE, et al. Interventions for preventing falls in older people in care facilities and hospitals. Cochrane Database Syst Rev. 2018;9(9):CD005465.
8. Chow WB, Rosenthal RA, Merkow RP, et al. Optimal preoperative assessment of the geriatric surgical patient:a best practices guideline from the American College of Surgeons National Surgical Quality Improvement Program and the American Geriatrics Society. J Am Coll Surg. 2012;215(4):453-66.
9. Chung KA, Lobb BM, Nutt JG, et al. Effects of a central cholinesterase inhibitor on reducing falls in Parkinson disease. Neurology. 2010;75(14):1263-9.
10. Colón-Emeric CS, Whitson HE, Pavon J, et al. Functional decline in older adults. Am Fam Physician. 2013;88(6): 388-94.
11. Covinsky KE, Pierluissi E, Johnston CB. Hospitalization-associated disability: "She was probably able to ambulate, but I'm not sure". JAMA. 2011;306(16):1782-93.

12. Creditor MC. Hazards of hospitalization of the elderly. Ann Intern Med. 1993;118(3):219-23.
13. Donzé J, Clair C, Hug B, et al. Risk of falls and major bleeds in patients on oral anticoagulation therapy. Am J Med. 2012;125(8):773-8.
14. Ensrud KE, Ewing SK, Taylor BC, et al. Comparison of 2 frailty indexes for prediction of falls, disability, fractures, and death in older women. Arch Intern Med. 2008;168(4):382-89.
15. Fried LP, Tangen CM, Walston J, et al. Frailty in older adults: evidence for a phenotype. J Gerontol A Biol Sci Med Sci. 2001;56(3):M146-56.
16. Gaugler JE, Duval S, Anderson KA, et al. Predicting nursing home admission in the U.S: a meta-analysis. BMC Geriatr. 2007;7:13
17. Gibson MJ, Andres RO, Kennedy TE, et al. The prevention of falls in later life: A report of the Kellogg International Work Group on the Prevention of Falls by the Elderly. Dan Med Bull. 1987;34 Suppl 4:1-24.
18. Gill TM, Gahbauer EA, Allore HG, et al. Transitions between frailty states among community-living older persons. Arch Intern Med. 2006;166(4):418-23.
19. Guirguis-Blake JM, Michael YL, Perdue LA, et al. Interventions to Prevent Falls in Older Adults: Updated Evidence Report and Systematic Review for the US Preventive Services Task Force. JAMA. 2018;319(16):1705-16.
20. Hanger HC, Ball MC, Wood LA. An analysis of falls in the hospital: can we do without bedrails? J Am Geriatr Soc. 1999;47(5):529-31.
21. Harwood RH, Foss AJE, Osborn F, et al. Falls and health status in elderly women following first eye cataract surgery: a randomised controlled trial. Br J Ophthalmol. 2005;89(1):53-9.
22. Inouye SK, Peduzzi PN, Robison JT, et al. Importance of functional measures in predicting mortality among older hospitalized patients. JAMA. 1998;279(15):1187-93.
23. Ko FC-Y. The clinical care of frail, older adults. Clin Geriatr Med. 2011;27(1):89-100.
24. Koepsell TD, Wolf ME, Buchner DM, et al. Footwear style and risk of falls in older adults. J Am Geriatr Soc. 2004;52(9):1495-501.
25. Man-Son-Hing M, Nichol G, Lau A, et al. Choosing antithrombotic therapy for elderly patients with atrial fibrillation who are at risk for falls. Arch Intern Med. 1999;159(7):677-85.
26. Martínez-Velilla N, Casas-Herrero A, Zambom-Ferraresi F, et al. Effect of Exercise Intervention on Functional Decline in Very Elderly Patients During Acute Hospitalization: A Randomized Clinical Trial. JAMA Intern Med. 2019;179(1):28-36.
27. Menant JC, Steele JR, Menz HB, et al. Optimizing footwear for older people at risk of falls. J Rehabil Res Dev. 2008;45(8):1167-81.
28. Mezuk B, Edwards L, Lohman M, et al. Depression and frailty in later life:a synthetic review. Int J Geriatr Psychiatry. 2012;27(9):879-92.
29. Milat AJ, Watson WL, Monger C, et al. Prevalence, circumstances and consequences of falls among community-dwelling older people: results of the 2009 NSW Falls Prevention Baseline Survey. N S W Public Health Bull. 2011;22(3-4):43-8.

30. Montero-Odasso M, Sarquis-Adamson Y, Song HY, et al. Polypharmacy, Gait Performance, and Falls in Communi ty-Dwelling Older Adults. Results from the Gait and Brain Study. J Am Geriatr Soc. 2019;67(6):1182-8.

31. Murray SA, Kendall M, Boyd K, et al. Illness trajectories and palliative care. BMJ. 2005;330(7498):1007-11.

32. Olajide O, Hanson L, Usher BM, et al. Validation of the palliative performance scale in the acute tertiary care hospital setting. J Palliat Med. 2007;10(1):111-7.

33. Podsiadlo D, Richardson S. The timed "Up&Go": a test of basic functional mobility for frail elderly persons. J Am Geriatr Soc. 1991;39(2):142-8.

34. Prudham D, Evans JG. Factors associated with falls in the elderly: a community study. Age Ageing. 1981;10(3):141-6.

35. Razani J, Kakos B, Orieta-Barbalace C, et al. Predicting caregiver burden from daily functional abilities of patients with mild dementia. J Am Geriatr Soc. 2007;55(9):1415-20.

36. Sager MA, Franke T, Inouye SK, et al. Functional outcomes of acute medical illness and hospitalization in older persons. Arch Intern Med. 1996;156(6):645-52.

37. Sattin RW. Lambert Huber DA, DeVito CA, et al. The incidence of fall injury events among the elderly in a defined population. Am J Epidemiol. 1990;131(6):1028-37.

38. Shorr RI, Michelle Chandler A, Mion LC, et al. Effects of an Intervention to Increase Bed Alarm Use to Prevent Falls in Hospitalized Patients. Ann Intern Med. 2012;157(10):692-9.

39. Voukelatos A, Cumming RG, Lord SR, et al. A randomized, controlled trial of tai chi for the prevention of falls: the Central Sydney tai chi trial. J Am Geriatr Soc. 2007;55(8):1185-91.

5장

고령자의 체중감소를 놓치지 마라!

Body weight change occurs at a slower rate than any other vital signs. Even though it's not dramatic, it's critical.

체중은 다른 vital signs보다 천천히 변화한다. 극적이지는 않으나 극도로 중요.

● 시작하며

고령자진료에서 체중감소와 식욕부진 등의 증상은 굉장히 흔합니다. 고령자의 체중감소는 예후가 좋지 않다는 걸 의미하며, 고령자의 예후 예측에 매우 중요한 역할을 합니다. 체중감소는 '상황이 좋지 않다', '조만간 무언가 문제가 생길 것이다'는 전조 증상입니다. 특히 고령자는 '여러 만성질환을 앓고 있음'뿐만 아니라 '인지장애'나 '우울', '신체기능 저하'와 더불어 '악성질환의 가능성'과 '폴리파머시', '독거생활 및 사회적 고립' 등 체중감소 위험 요소들을 항상 지니고 있습니다. 게다가 복잡한 사회적 상황도 고려해야 하다 보니, 의료진이 사고 정지(思考停止) 상태에 빠져 '고령자이니까 어쩔 수 없지'라며 대충 넘어가기 쉽습니다.

그렇다면 어떻게 고령자의 체중감소에 대응하면 좋을까요…? 이번 장에서도 수련의 시절의 Dr. Higuchi의 혼잣말과 함께 이야기를 진행해보고자 합니다.

핵심포인트 1

아무튼, 고령자의 체중감소를 알아채야 한다

고령자 체중감소를 다룰 때 가장 중요한 것은,

고령자는 체중감소 위험이 높다는 것을 의식한다
그리고 고령자의 체중감소를 알아채는 것

그런 건 당연하잖아요. 체중감소 정도는 바로 알아챌 수 있어요.

맞습니다. 고령자진료는 '당연한 일을 당연하게 한다'부터 시작됩니다. 그리고 체중감소를 알아채는 것은 간단해 보이지만 실제로는 꽤 놓치는 경우가 많습니다. 바쁜 임상현장, 다수의 환자가 여러 만성질환을 앓고 있는 고령자진료에서는 무심코 질병과 혈액검사상의 이상 수치에만 눈길이 가곤 합니다. 필자도 그랬습니다.

그렇지만, '체중이 줄었다'는 주소증을 호소하는 사람은 별로 없는데요.

그렇습니다. 체중감소를 주소[3](가장 걱정되는 증상)로 진료를 받는 사람은 많지 않을지도 모릅니다. 그러나, '고령자는 체중감소를 주소로 여기기 어렵도록 하는 요인들을 갖고 있습니다.' 즉, 모르는 사이에 '숨은 체중감소 = 본인도 가족도 의료진도 알아채지 못한 채 체중감소'라는 상황이 벌어지기 쉽습니다. 그 요인은,

3 역자 주: 主訴; chief complaint (C/C)

고령자가 체중감소를 주소(主訴, C/C)로 여기기 어렵도록 하는 요인

1. 체중감소는 고령자에게 '보통' 다 있는 일, 이라는 본인과 가족의 착각 때문에

'고령자가 체중이 감소하는 건 당연한 일'이라 착각하고 있는 경우 주소로 인식하기 어렵습니다. 역학적(epidemiological) 연구를 참고하자면, 사람의 체중은 60대에 최고치에 다다르고 70대부터는 매년 0.1–0.2 kg씩 체중이 감소한다고 합니다. 그러므로 고령자의 체중은 자연스레 줄어들지만, 예상보다 체중감소가 심하다면 이를 '비정상'으로 인식할 수 있는지가 관건입니다.

2. 인지증과 사회적 고립으로 자신의 증상을 의료진에게 전달하지 못해서

인지증으로 자신의 증상을 알릴 수가 없거나, 사회적 고립, 의료 접근성 취약 등으로 증상을 알릴 수 없는 경우가 있습니다.

3. 신체기능 저하로 체중 측정이 어려워지기 때문에

신체기능 저하가 심각한 고령자는 보행 등이 어려워지는 경우가 빈번합니다. 체중계에 혼자서 올라서는 것도 어려워져 정기적 체중 측정이 곤란해집니다.

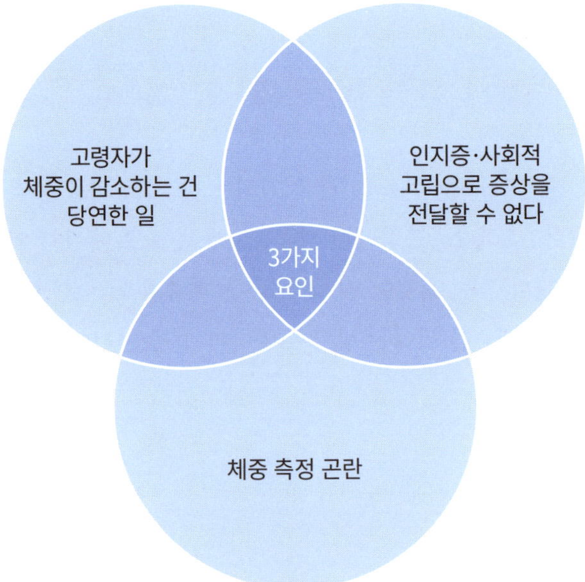

그림 2-5. 고령자의 체중감소는 '3가지 요인' 때문에 알아채기 힘들다.

이 3가지 요인 때문에 고령자의 체중감소는 흔하지만 알아채기 어려운 것입니다(그림 2-5).

생각해보니… 어제 외래 진료에서 몇 명이나 체중을 쟀었더라…

입원 시 vital signs, 체중은… 환자·가족의 말을 그대로 적었는데…

그래서는 안됩니다. 정기적으로 체중을 재고 장기적인 추이를 보는 것이 중요합니다. 체중도 vital signs라고 여기며 정기적으로 측정하고 경과를 관찰할 수 있는 환경을 조성하도록 합시다(체중감소도 vital signs랍니다).

'체중은 vital signs가 아니다'라고 교과서에 써져 있는데요…

말씀대로 체중은 고전적인 vital signs에 포함되지 않습니다만, 체중을 vital signs로 여긴다면 '고령자진료 실력이 레벨 업'된다고 생각하는 것이 중요합니다. 체중은 혈압과 체온보다도 훨씬 천천히 변화하기에 변화를 알아채기 어렵습니다. 물론 운이 좋다면 환자가 스스로 식욕부진을 호소하거나 자택에서 체중을 재고 있었다는 등 체중변화 추이를 파악할 수 있을 수도 있습니다. 현재, 다양한 위험 평가 방법과 체중감소를 예방할 수 있는 방법들이 연구되고 있으므로 참고하시길 바랍니다(표 2-5).

이 외에도 Short Form of Mini-Nutritional Assessment, Simplified Nutrition Assessment가 있습니다.

Simplified Nutrition Assessment는 편지로 하는 설문조사이며, 대기실에서 작성하는 예진표에 일부 추가하는 것도 가능합니다(현시점으로부터 6개월 내 5% 이상의 체중감소를 예측할 수 있으며 민감도 88.2%, 특이도 83.5%).

표 2-5. 영양상태 체크리스트

체크 항목	스코어
☐ 치아나 구강에 문제가 있어서 식사를 하기 불편하다	2
☐ 식료품을 살 돈이 부족한 적이 있다	4
☐ 대부분 혼자 식사를 한다	1
☐ 하루 3종류 이상의 약물을 복용 중이다	1
☐ 의도치 않게 과거 6개월간 10파운드(4.5 kg) 이상 체중이 증감했다	2
☐ 장보기나 요리, 식사가 가능한 몸 상태가 아닐 때가 있다	2
합계	

0–2포인트(영양상태 양호. 3–6개월 후 재검사), 3–5포인트(영양상태 황색신호. 식사와 생활 습관을 조정하여 3개월 후 재검사), 6포인트 이상(영양상태 적신호. 이 체크리스트 결과를 의사·치과의사·한의사 주치의 등에게 제출하고, 조기에 영양상태 문제를 개선하기 위한 조언을 듣는다.)

핵심포인트 2

정기적으로 기록하여 체중감소 위험을 회피하자

\# 하지만 누워있기만 하는 재택 의료 중인 환자는 체중을 잰 적이 없는데…

\# 휠체어로 통원하고 있는 A씨. 혼자서는 일어설 수 없으니 체중계에 올라가지 못할 텐데…

핵심포인트 1에서도 언급했습니다만 또 하나의 장애물은 체중 측정입니다. 체중감소 위험이 높고 다양한 신체기능장애를 가진 고령 환자 입장에서 체중을 잰다는 건 쉬운 일이 아닙니다. 옷을 갈아입는 것만으로도 고생입니다. 외래 방문 시 매번 신발을 벗고 탈의하기는 어렵고, 애초에 체중 측정을 하지 않는 경우도 많습니다. 물론 체중 외에도 악액질[4], 근감소증(sarcopenia), 영양상태를 가늠할 수 있는 신체

4 역자 주: 영양소의 이용이나 대사가 제대로 이루어지지 않아 체중이 감소하는 전신적인 영양 부족 상태를 말한다.

소견 및 검사가 있으므로 이를 활용하는 것도 중요합니다.

매번 체중을 재고 있습니다. 보세요, 여기. 전자 차트로 최근 체중을 체크할 수 있습니다.

좋은 지적입니다. 고령자의 체중감소를 알아채기 위해서는 앞서 말했듯이 시간에 따른 체중변화를 살펴서 '장기간 체중변화'를 파악하는 것이 중요합니다. 미국의 전자 차트에는 직전에 측정한 체중과 최근 3회분의 체중 기록이 표시되는 기능이 있어 정말 편리합니다. 그러나 3회분의 체중 기록은 장기적인 변화, 수개월, 수년 단위의 체중감소를 알아챌 수 없습니다. 1년 전, 반년 전의 체중을 마우스로 여러 번 클릭하지 않으면 모르는 경우도 있습니다. 이건 바쁘디 바쁜 의사에게는 꽤 번거로운 일입니다. 그러므로,

정기적인 체중 측정과 중장기적 체중변화를 파악할 수 있도록

Vital signs 기록방법과 열람방법에 대해서도 항상 신경써야만 합니다. BMI나 체중만을 따로 떼어놓고 봐도 정상인지 아닌지 알기가 어렵습니다. 그러므로 다양한 의료 환경에서 체중 측정을 하고, 의료진 상호 간 시간에 따른 추이를 공유하는 것도 중요합니다.

그리고 꼼꼼히 관찰하기. 옷의 사이즈와 착용감, 속옷 등의 사이즈, 그리고 벨트, 반지, 손목시계 등으로도 어느 정도 체중감소(증가)에 따른 변화를 알아챌 수 있습니다(예: 손목시계; 시계줄에서 사용하는 구멍 위치가 달라졌다. 반지; 쉽게 빠져버린다 등).

Dr. Higuchi의 체중 측정 실전 미니 어드바이스

가족 중에 혼자 생활하는 고령자가 있는 경우, 체중이 줄진 않았을까 걱정이 될 겁니다. 그렇다고 해서 매일 스스로 체중을 기록해서 가족에게 보고하도록 하면… 환자 본인의 자존심에 상처가 될 수가 있고, 그 기록을 완전히 믿을 수도 없을 것입니다.

필자는 Wi-Fi를 쓸 수 있는 환경이고 다소 경제적으로 여유가 있는 분이라면, conneted scale (Withings®)이라는 Wi-Fi 환경에서 사용할 수 있는 체중계를 추천드리고 있습니다. 체중계에 올라서는 것만으로 클라우드에 체중 데이터가 기록되어 장기적인 추이를 본인·가족·의료진이 볼 수 있습니다.

매일 측정하고 있는지 아닌지도 알 수 있으므로 '측정 못하는 날 = 체중계에 올라서지 못함(사고가 났을지도 모른다)'이라고 판단, 멀리 있는 가족이 안부 전화를 할 수 있습니다. 최근에는 낙상 예측에도 도움이 되는 신체 밸런스 측정기능이 탑재된 conneted scale도 개발되고 있습니다.

핵심포인트 3

고령자진료의 5Ms를 활용하여 포괄적으로 평가하기

자, 그럼 체중감소를 알아챘다면 어떻게 대응하면 좋을까요? 일단 '본인이 의도하지 않은 체중감소'에 대해 생각해보겠습니다(involuntary weight loss).

체중감소라고 한다면, 전신 암검사를 해야죠. 혈액검사하고 전신CT 찍고…

체중감소 환자를 보자마자 머릿속을 스쳐가는 건 암 등 악성종양, 갑상선기능저하증 등 내분비질환, 자가면역성 질환 등이죠. 고령자는 만성질환뿐만 아니라 체중감소를 야기할 만한 질환에 걸리기도 쉽습니다. 그렇다면 환자가 악성종양 환자일 확률이 얼마나 될까요.

표 2-6은 주로 외래 진료에서 보는 환자의 체중감소 원인 비율입니다. 암 등 악성종양도 있지만 악성종양만을 찾으려고 한다면 80% 이상의 원인을 알아낼 수 없

을 것입니다(즉, 체중감소라고 해서 '무조건 암이라고 의심하지 않기.' 이거 중요합니다).

표 2-6. 본인이 의도하지 않은 고령자의 체중감소 원인

악성종양(19–36%)	알코올 관련 장애(8%)
원인불명(6–28%)	감염성 질환(4–8%)
정신질환(9–24%)	신경질환(7%)
비종양성 소화기질환(9–19%)	류마티스성 질환(7%)
내분비질환(4–11%)	신장질환(4%)
심폐질환(9–10%)	전신 염증성 질환(4%)

여기서는 한발 물러서서, 고령 환자와 그 주변 상황에 주목해 봅시다. 그러면 질환 외에도 치료가능·개입가능한 체중감소 원인들이 보일 것입니다.

슬슬 눈치채셨겠지요.

고령자는 bio-medical (organic)한 원인 탐색보다
일단, psycho-social-functional한 원인이 없는가

를 포괄적으로 생각하는 것이 중요합니다. 예를 들어 체중감소에 관련된 심리·사회적 기능(psycho-social-functional)으로는

- 식사 접근성이 떨어진다('구매할 수 없다', '사러갈 수 없다', '요리할 수 없다').
- 식욕이 없다, 밥이 안 넘어간다.
- (어떠한 원인으로 인해) 음식을 입으로 가져가기, 씹기, 삼키기가 불가능하다.

등이 있고, 이러한 요인들이 병존하고 있을 가능성도 있습니다. 여러 만성질환이 병존하며, 의학적 요인 외에도 심리·사회적인 측면도 고려해야 하는 고령자의 체

중감소. 이럴 때는 고령자진료의 5Ms를 활용한 포괄적 평가(assesment)가 가역적인 원인을 파악하는 데 굉장히 효율적입니다.

● 5Ms를 활용한 포괄적 평가

① Mind/Mental: 인지기능, 우울증이나 정신적 문제, 섬망 등

고령자 체중감소는 인지·정신기능 저하 및 이상이 원인일 때가 있습니다. 고령자에게 흔한 '인지증', '우울증', '섬망'은 3Ds (dementia, depression, delirium)라고 불리며, 가역적인 체중감소 원인으로 고려됩니다.

(case)
90세 여성. 경도의 인지증이 있지만 독거·자립. 그러나 폐렴으로 입원을 한 후 섬망, 인지기능 저하를 보인다. 퇴원해서 자택으로 돌아갔으나 외래 방문 시 현저한 체중감소. 이야기를 들어보니 지금까지 가능했던 간단한 식사 준비를 못 하게 되었다고. '물을 계속 틀어놓거나 가스불을 켜 둔 채로 있었다는 등 소란이 있었다.' 사회복지사를 포함하여 가족과 상담한 후 식사를 배달하는 서비스를 도입. 점점 체중감소가 개선되었다.

② Mobility: 신체·이동기능, 보행장애, 낙상예방

몸이 영양을 충분히 흡수·이용하기 위해서는 많은 단계를 거쳐야 합니다. 이는 곱셈처럼 한 부분만 이상이 생겨도 몸이 영양을 흡수하거나 이용할 수 없게 됩니다.

(case)
85세 독거·자립 남성. 외래에서 현저한 체중감소를 지적받음. 몇 주 전 넘어져서 오른쪽 손목 골절, 응급 외래에서 깁스 고정. 그 외 부상은 없고 전신상태가 양호했기에 자택에서 통원 치료를 함. 생활 상황을 물어보니, 깁스 고정한 오른손으로 젓가락과 숟가락을 사용할 수 없어 왼손으로 식사를 하고 있다고 함. 그러나 익숙하지 않은 왼손으로 식사를 하니 시간이 오래 걸리고 입맛이 없어짐. 작업치료사, 방문간호사와 협력하여 자택에서 식사 보조를 받을 수 있도록 함.

③ **Medication: 폴리파머시 대책, 과도한 병용투여 제한, 적절한 약물사용, 약물로 인한 유해사고 예방, (중복 처방 등으로 인한) 약제값 부담 경감**

체중감소의 원인이 약의 부작용인 경우가 많습니다. 장기적으로 복용하고 있는 약이어도 원인이 될 수 있습니다. 최근 새로 복용하기 시작한 약이 있는 경우도 그렇습니다. 다음 표 2-7을 참고하시길 바랍니다.

표 2-7. 체중감소 우려가 있는 약물의 부작용

부작용	약물
미각·후각 변화	allopurinol, RAAS 계열, 항생제, 항콜린제, 항히스타민제, 칼슘길항제, levodopa, propranolol, selegiline, spironolactone
식욕부진	amantadine, 항생제, 항경련제, 항정신약, benzodiazepine, digoxin, levodopa, metformin, 신경억제제, 흥분제, SSRI, theophylline
구강건조(dry mouth)	항콜린제, 항히스타민제, clonidine, 루프이뇨제
연하장애	bisphosphonate, doxycycline, 금, 철, NSAIDs, 칼륨
오심·구토	amantadine, 항생제, bisphosphonate, digoxin, 도파민 작용제, metformin, SSRI, 스타틴, 삼환계 항우울제

SSRI, selective serotonin reuptake inhibitor; 선택적 세로토닌 재흡수 억제제

(case)
91세 여성, 체중감소·식욕부진을 주소로 외래 내원. 이야기를 들어보니 입이 건조해서 식사를 하기 힘들고 변비도 최근 몇 주간 심해졌으며, 복부팽만감이 있고 식욕도 저하되어 있음. 약사, 조제약국과 협력하여 복약 수첩에 기록되지 않은 처방약을 확인해보니, 1개월 전 요실금 치료를 위해 다른 병원에서 항콜린약을 받았음. 환자의 증상과 약의 부작용의 관련성을 설명하고 항콜린제 복용을 중지. 요실금은 대증치료, 요실금 패드 등으로 대처함. 다음 주부터 구강 건조, 변비, 식욕저하는 사라지고 체중감소도 소실. 또한 변비가 해결되니 요실금 빈도가 줄었고 환자는 대단히 만족함.

④ Multi-complexity: 다질환 병존, 다양한 인지·신체기능저하, 복잡한 의학·정신·사회환경/SDH(건강의 사회적 결정 요인)를 고려한 종합적 평가 및 개입

여기서도 양질의 식사 가능 여부가 중요한 체크 포인트입니다.

(case: 금전적인 문제)

85세 여성, 응급 외래에서 체중감소를 지적받음. 본인은 '잘 챙겨 먹고 있다'고 하지만, 입고 있는 옷의 사이즈가 맞지 않을 정도로 말라 있음. 간호사, 사회복지사와 생활 환경, 식사 가능 여부를 확인했더니 남편과 사별 후 연금 수입 감소, 집세 상승 등으로 식사에 충분한 돈을 쓸 수 없었음을 파악. 금전적인 문제를 말하기가 부끄러워 멀리 사는 가족을 포함하여 누구에게도 상담할 수 없었음.

(case: 문화·습관)

인지증이 점점 진행 중인 75세 여성. 돌봄이 필요해졌기에 가족과 상담하여 요양원에 이주한 지 3개월. 정기적인 체중 측정에서 체중감소를 발견. 이야기를 들어보니 요양원에서 식사를 남기는 경우가 많다고 함. 전형적인 미국식 요양원이었기에 식사 메뉴를 선택할 수 있다 해도 샌드위치나 매쉬 포테이토 등 미국식 식사 위주였음. 환자는 필리핀 출신으로 자택에서는 가족과 필리핀 요리를 먹었음. 양념도 그렇고 빵 위주의 식사에 익숙하지 않아 서서히 입맛이 없어졌다고 함. 요양원의 요양사, 가족과 상담하여 양념 및 가족의 식사를 정기적으로 반입할 수 있도록 조치. 또한 환자가 좋아하던 파파이야를 식사나 간식의 옵션에 추가. 수개월 후 점점 안색이 좋아졌고 체중도 원래대로 회복.

⑤ Matters most: what matters and what is meaningful to patients

환자 본인과 가족의 의향을 존중하는 의료(advance care planning 등)

체중감소는 다양한 상황에서 나타납니다. 이때까지 건강하고 활동적이었던 고령자의 체중감소 사례도 있고, 다양한 만성질환을 앓고 있는 중에 발생한 체중감소 사례도 있습니다. 이렇게 다양한 상황에서 환자·가족과의 소통(대화)은 필수입니다. 또한 대화는 Advance·Care·Planning (ACP)을 시작하거나(12장 참고) 되돌아보는 계기가 됩니다.

(case)
75세, 진행된 인지증을 앓고 있는 여성. 자력으로 침대에서 일어나지 못하며 남편이 간병을 하고 있음. 먹을 수 있는 양이 점점 줄어들었지만, 경관 영양(tube feeding)은 원하지 않는다는 본인의 의사를 존중하여 주치의와 경관 영양 등 인공 영양은 고려하지 않기로 함. 최근 남편이 낙상·골절로 입원하여 먼 친척 가족이 이 여성의 간병을 돕기로 함. 첫날부터 서투른 간병에 환자가 피로감을 느끼고 식사를 제공해도 조금밖에 먹지 못함. '예전부터 소식(小食)을 하긴 했지만, 굶어 죽으면 큰일이다'라며 친척 가족이 구급차를 부르고, 급성기병원에서 의사에게 '전혀 먹지를 않아서 걱정입니다. 할 수 있는 건 다 해주세요.'라고 호소함.

이처럼 5Ms를 활용하여 포괄적으로 평가하는 것은 가역적·개입 가능한 체중감소의 원인 탐색에 큰 도움이 됩니다. 또한 치료와 개입에 관한 본인·가족의 의사는 치료방침 결정에 중요한 정보가 됩니다. 체중감소는 원인이 가지각색이므로 다양한 전문 분야에서 활동하고 있는 다직종 팀과 함께 개입을 해야 합니다.

5Ms로 포괄적인 평가를 시행했으니, 이제 드디어 개입입니다. 단도직입적으로 말하자면, 경피 내시경하 위루술(percutaneous endoscopic gastrostomy, PEG; 胃瘻)[5]에 대한 내용입니다.

5 역자 주: 위장에 영양관을 삽입하는 수술을 말한다.

핵심포인트 4

경관 영양(Tube feeding)은 QOL을 개선하지 않는다

\# 네? 정말요? 매주 경관 영양을 하기 위해 PEG를 시술하고 있는데…

물론 경관 영양이 QOL과 생존예후를 개선하는 경우도 있습니다. 예를 들어

- 뇌경색 급성기의 연하장애
- 인두암 등 식도의 협착
- 급성기 중증질환(집중치료 중, 인공호흡 관리 중 환자도 포함)

그러나 '고령자 체중감소에 대해 경관 영양이 효과적이지 않을 수도 있다'는 걸 아는 것이 중요한 것입니다. 여기서는 고령자진료에서 자주 시행되는 **PEG와 비위관 튜브를 사용한 영양**, 특히 인지증 환자의 체중감소에 대해 다음 3가지를 중심으로 살펴보고자 합니다.

- 환자·가족, 그리고 의료진은 PEG를 함으로써 무엇을 기대하는 것인가?
- 또한 인지증 환자에게 경관 영양을 하는 것에 대해 어떤 의학적 보고들이 있는가?
- 그리고 환자와 가족은 무엇을 전해듣지 못한 것인가?

● PEG는 무엇인가?

미국에서는 연간 20만 건 이상 PEG를 시술한다고 합니다. 특히 돌봄이 필요한 사람이나 통원이 어려운 재택환자, 그리고 요양원 등 시설에서 생활하는 사람 중에 경관 영양을 선택하는 사람이 많습니다.

경관 영양은 크게 1) 코·식도·위로 관을 삽입하는 비위관(経鼻) 튜브를 사용하는 경우와 2) 복벽에 구멍을 내고 위장에 관을 통과시켜 이를 통해 영양을 주입하는

위루가 있습니다. 대부분 급성기 병원에서 시행되고 다양한 환자와 질환에 사용됩니다. 가장 많은 경우는 신경질환(인지증이나 뇌경색 후), 암 등으로 인한 식도 폐색, 중증 만성질환 환자의 체중감소, 경구섭취불량·연하장애 케이스 등입니다.

무엇을 기대하는가?

경관 영양을 고려할 때, 그리고 시행 후 환자·가족, 의료진은 무엇을 기대할까요? 일단 의료진은 '영양상태 개선', '수분 보충', '연명', '약물 투여(경구약)', '오연(誤嚥) 예방', 그리고 '퇴원·전원에 도움'이 되기를 기대할 것입니다. 한편, 환자와 가족은 '영양과 QOL 개선', '연명', '다양한 증상 완화', '식사 관련 문제 해결', '목막힘 예방', '허기짐 및 인후 건조감 완화'를 기대한다고 합니다.

최근 경관 영양을 시작한 고령자의 가족에게는 '영양상태 개선' '오연 예방'이라 설명했습니다. 잘못 설명한 것일까요…?

고령의 인지증 환자에게 경관 영양을 시도하는 것은 controversial(논의의 여지가 있다)한 부분이 많습니다. 미국에서도 G-tube[6]의 30% 이상이 인지증 환자에게 사용되고 있습니다. 그러나 의료인들은 경관 영양에 대해 얼마나 잘 알고 있을까요. 진행된 인지증 환자에게서 문제가 되는 상태와 경관 영양의 한계를 다음 페이지에 정리해 보았습니다.

코크란 리뷰의 결론부터 말하자면

고령자의 진행성 인지증의 RCT연구는 없으며, 다양한 outcome(연명, QOL개선, 욕창 예방·개선, 신체기능 개선, 오연 방지 등)에 경관 영양이 효과가 있다고 보고된 바가 없습니다. 그뿐만이 아닙니다. 여러 연구에서는 경관 영양 때문에 인지증

6 역자 주: 위루관, gastric feeding tube

환자의 여명이 단축될 가능성 그리고 오연성 폐렴이 발생할 가능성이 증가할 수도 있다고 보고하고 있습니다.

중증 인지증 환자에게 경관 영양이 필요 없는 경우들

- 오연성 폐렴 예방: 경관 영양으로 예방할 수 없다. 오히려 경관 영양으로 인해 폐렴 및 사망 위험이 증가한다는 보고가 있다.
- 생존기간 연장: 식사 보조와 경관 영양을 비교한 경우, 생존기간에 차이는 없었다(생존기간 연장에 기여하지 않음).
- 욕창 예방·치유촉진: 효과가 있다는 증거가 없다.
- 식욕부진·경구섭취불량 관련 증상의 완화 효과: 식사의 즐거움과 식사 시 타인과의 교류가 줄었다는 보고가 있다. 구강 건조 증상은 입을 적시거나 얼음 등을 입에 머금는 것으로써 경관 영양 없이도 증상이 완화되었다.

진행된 인지증 환자에 경관 영양을 시행했다가 발생한 유해사고(크게 4가지 분류)

1) 경관 영양으로 인한 물리적·국소적 문제: 튜브 삽입 시 생긴 출혈, 감염, 튜브가 잘못 들어감(위장이나 식도 이외의 장기로)
2) 호흡기·폐: 오연·오연성폐렴
3) 소화기: 구역질·구토, 소화관 출혈, 소화관 천공, 설사·변비 등
4) 그 외: 섬망, 신체구속 사용 증가, 식사의 즐거움과 타인과의 교류 감소

의외이지 않나요? 필자는 체중감소·식욕부진·연하곤란으로 입원한 환자가 PEG 시술 후 급성기 병원에서 퇴원·전원하는 것을 보며 'PEG로 문제를 해결했다'고 생각했었습니다. 하지만 실상은 근본적인 문제(인지증의 심화 등)는 해결하지 못했고, 오히려 환자의 고통을 심화시키거나 치료를 지연시킬 것이라고는 생각치 못했던 것입니다.

칼럼 1 그 외 질환과 경관 영양과의 관계

- **뇌경색**

다수의 고령 뇌경색 환자에게서 연하장애가 발생합니다. 뇌경색 후 급성기 1주간은 경관 영양의 이점이 없지만, 그 후에는 경관 영양 시 영양 상태와 생존 예후의 개선 등을 확인할 수 있었습니다. 그러나 뇌경색 이전부터 QOL과 기능 저하가 있었던 경우, 경관 영양은 QOL과 기능 저하의 회복에 도움이 안 될 가능성이 큽니다.

- **말기(末期) 환자**

경관 영양을 하지 않는 편이 호흡기·구강 분비물, 기침, 구역질·구토, 설사를 덜 하는 경향이 있습니다(12장 참고).

'배고픔'. 말기 환자는 배고픔을 느끼지 못한다고 합니다. 오히려 잘 먹질 않았던 환자는 당질 부하로 인해 공복감과 배고픔을 더 느낄 수도 있습니다.

- **진행성이고 만성적인 다질환 병존 상태**

아직 알려지지 않은 부분도 많은 분야입니다. 하지만, 영양을 섭취 못해 체중이 감소했으니 '몸이 허약해져간다 = 영양만 보충한다면 낫는다'는 건 아닙니다. 여러 질환이 복잡하게 얽혀 '몸이 영양을 받아들이지 못한다', '영양분을 이용할 수 없어 체중이 줄어들고 몸이 허약해지고 죽음을 맞이한다'는 것입니다.

핵심포인트 5

경관 영양의 득과 실을 공유하자

임상현장에서 환자·가족은 경관 영양의 이점에 대해 '과도한 기대'를 하거나 혹은 '유익하다는 정보'만을 제공받고 있는 경우가 많다고 생각합니다. 그러나 위험성에 대해서는 충분히 정보를 제공받지 못하고 있는 것도 사실이며, 이는 의료진도 마찬가지입니다. 인지증으로 인한 경구섭취불량 환자에게 영양을 제공한다고 해도 근본적인 문제인 인지증이 개선되는 것도 아니고, 오히려 다양한 유해사고가 생길 수도 있다는 사실을 환자·가족·의료진 간에 공유를 하고 보다 좋은 의사결정을 할 수 있도록 대화를 나누는 것이 중요합니다.

또한 항상 '영양부족'이 체중감소의 근본적인 원인인 것은 아니고

다양한 요인들의 종합적인 결과가 체중감소

라는 것을 의료진도 환자·가족도 인식해야 합니다. 기대할 수 있는 '효과가 한정적이다' 혹은 '효과를 기대할 수 없다'는 경우도 있으니, 경관 영양에 관해서는 충분한 검토와 환자·가족·의료진 간의 대화가 중요합니다.

● 경관 영양과 커뮤니케이션

경관 영양과 관련한 커뮤니케이션은 어렵습니다. 민감한 부분도 많으므로 세심한 주의와 배려가 필요합니다.

● 환자·가족의 이해와 의사결정 공유

환자·가족이 체중감소·경관 영양에 대해 어떤 생각을 갖고 있는지 질문하고 다음과 같은 정보를 공유하며, 감정적인 배려와 더불어 본인의 희망·의사를 존중하여 의사결정을 하는 것이 중요합니다.

환자 및 가족과 공유해야 하는 경관 영양과 관련된 올바른 정보

- 중증 인지증의 증상 중 하나가 입맛이 없어지거나 체중이 감소하는 것. 인지증은 기억력에만 문제가 생기는 것이 아니다.
- 체중감소는 다양한 의학, 심리, 사회적인 요인의 결과로서 나타난 현상이며, 경관 영양으로 인공적으로 영양을 제공한다 해도 체중감소의 원인이 해결되는 것은 아니다.
- 경관 영양은 오연성 폐렴을 예방할 수 없으며 오히려 오연이 증가할 가능성이 있다.
- 경관 영양은 중증 인지증 환자의 연명이나 QOL에 기여를 못한다(이 정보를 공유하는 것이 정말 중요).
- 경관 영양을 일시적으로 시도해보는 것도 선택지 중 하나.

임상현장에서는 의학적 혹은 환자·가족의 심리·문화적 배경 등으로 경관 영양의 의사결정이 어려운 경우가 있습니다. 경관 영양을 한 번 시도해보고, 효과를 보고나서 중지한다는 선택지도 있다는 걸 알아두는 것도 의사결정에 도움이 됩니다.

또한 국가나 지역에 따라, 경관 영양의 중지가 법률적·윤리적·문화적·종교적으로 어렵거나 금지된 경우가 있으므로 충분한 배려가 필요합니다.

체중은 고령자의 건강상태를 나타내는 중요한 vital signs입니다. 의도하지 않은 체중감소는 다양한 질환으로 인해 생길 뿐만 아니라, 정신과 환경·사회적 요인이 복잡하게 얽혀있을 가능성이 큽니다.

조기에 체중감소를 알아채고, 고령자에게 흔한 가역적인 체중감소의 원인을 5Ms로 파악하고, 밀접한 커뮤니케이션을 통해 의학적 근거를 기반으로 한 개입 방침을 공유하고 의사결정을 내려야 합니다. 체중이 줄었으니 '체중을 늘린다' '영양을 공급한다'와 같은 대응이 아니라, 환자 본인·가족이 괴로워하고 있는 신체증상, 심적 고통에도 귀를 기울여 보셨으면 합니다.

[히구치 마사야]

핵심 정리

1. 고령자는 체중감소의 위험이 크다.
2. 고령자의 체중을 재고 체중감소를 알아채자.
3. 고령자진료의 5Ms를 활용하여 포괄적으로 평가하자.
4. 인지증 환자에게 경관 영양을 하는 것이 반드시 QOL에 도움이 된다고는 할 수 없다.

관련 블로그 기사

1. 「アメリカでなぜACP が普及しているのか」
(http://ameilog.com/nobukolapreziosa/2018/07/05/120024)
2. 「入院患者すべてに延命の希望を確認 - 内側から見た米国医療 21」
(http://ameilog.com/atsushisorita/2015/11/23/033937)
3. 「呼吸器疾患と 栄養サポート これこそチーム医療」
(http://ameilog.com/nanamatsumoto/2016/02/09/032201)

참고문헌

1. ALLACRONYMS [Internet]. SNAQ means Simplified Nutritional Assessment Questionnaire. Available from: https://www.allacronyms.com/SNAQ/Simplified_Nutritional_Assessment_Questionnaire.
2. Bath PM, Bath FJ, Smithard DG. Interventions for dysphagia in acute stroke. Cochrane Database Syst Rev. 2000;(2).
3. Berlowitz DR, Ash AS, Brandeis GH, et al. Rating long-term care facilities on pressure ulcer development: importance of case-mix adjustment. Ann Intern Med. 1996;124(6):557-63.
4. British Geriatrics Society. The GERIATRIC 5Ms - the 5 simple words every geriatrician needs to know (the new mantra). 2017.
5. Carey TS, Hanson L, Garrett JM, et al. Expectations and outcomes of gastric feeding tubes. Am J Med. 2006; 119(6):527.e11-6.
6. Finucane TE, Bynum, JP. Use of tube feeding to prevent aspiration pneumonia. Lancet. 1996; 348(9039):1421-4.
7. Finucane TE, Christmas C, Travis K. Tube feeding in patients with advanced dementia: a review of the evidence. JAMA. 1999;282(14):1365-70.
8. Franzoni S, Frisoni GB, Boffelli S, et al. Good nutritional oral intake is associated with equal survival in demented and nondemented very old patients. J Am Geriatr Soc. 1996;44(11):1366-70.
9. Gaddey HL, Holder K. Unintentional weight loss in older adults. Am Fam Physician. 2014;89(9):718-22.
10. GeriatricsCareOnline.org [Internet]. Geriatrics Review Syllabus 9th Edition. Available from: http://geriatricscareonline.org/ProductAbstract/geriatrics-review-syllabus9th-edition/B023.
11. J-STAGE [Internet]. The Actual Conditions of Patients with a Gastrostomy in Japan. Available from: https://www.jstage.jst.go.jp/article/jsg/28/4/28_352/_pdf.
12. Koretz RL, Avenell A, Lipman TO, et al. Does enteral nutrition affect clinical outcome? A systematic review of the randomized trials. Am J Gastroenterol. 2007;102(2):412-29; quiz 468.

13. Nestlé Nutrition Institute [Internet]. What is the MNA®? Available from: www.mna-elderly.com.
14. Pennington C. To PEG or not to PEG. Clin Med (Lond). 2002;2(3):250-5.
15. Sampson EL, Candy B, Jones L. Enteral tube feeding for older people with advanced dementia. Cochrane Database Syst Rev. 2009; 2009(2).
16. Scott AG, Austin HE. Nasogastric feeding in the management of severe dysphagia in motor neurone disease. Palliat Med. 1994;8(1):45-9.
17. Sikand G, Cole RE, Handu D, et al. Clinical and cost benefits of medical nutrition therapy by registered dietitian nutritionists for management of dyslipidemia: A systematic review and meta-analysis. J Clin Lipidol. 2018;12(5):1113-22.
18. Wallace JI, Schwartz RS. Epidemiology of weight loss in humans with special reference to wasting in the elderly. Int J Cardiol. 2002;85(1):15-21.
19. Winter SM. Terminal nutrition: framing the debate for the withdrawal of nutritional support in terminally ill patients. Am J Med. 2000;109(9),723-6.
20. 16newsnow [Internet]. Smart scale could alert people to balance issues, prevents falls. Available from: https://www.wndu.com/content/news/Smart-scale-could-alert-people-to-balance-issues-prevents-falls-508012461.html.

6장

배설기능저하 (요실금에 주목!)

While there life, there is uninary incontinence.

인생은 요실금과 함께 시작되며 요실금과 함께 끝난다.

핵심포인트 1

요실금은 3가지 핵심을 중심으로 관리하자

요실금(UI)은 고령자에게 흔한 증상임에도 놓치는 경우가 많고, 적절하게 대처가 안되고 있는 노년증후군 중 하나입니다. 노년의학과 의사가 생각하는 중요한 3가지 포인트는,

① 놓치지 않기
② 일과성(급성) 요실금 대응
③ QOL을 고려한 요실금 관리

입니다. 단, 이 책에서는 무증상 세균뇨(asymptomatic bacteriuria, AB) vs 요로감염증(UTI), 요실금 정밀검사, 그리고 각각의 의의·유용성에 대해서는 다루지 않습니다.[7] 요실금 그 자체만 다룰 것이기에 다양한 타입의 요실금에 대한 개별 대응은 다른 서적을 참고해주시길 바랍니다.

핵심포인트 2

불쾌감을 야기하는 요실금 외에는 경과 관찰만

요실금이란 자신의 의사가 관계없이 혹은 의사에 반해 오줌이 새는 것입니다. 그리고 고령자에게 문제가 되는 것은 '오줌이 샌다'뿐만 아니라 오줌이 새서 고령자 본인과 간병인·가족·의료진 등이 '신경 쓰인다', '고민된다', '불쾌하다'고 느끼는 것. 즉,

본인·주변 사람들에게 불쾌감을 주는 신체와 마음 상태

입니다. 정말 흔한 증상으로 미국에서는 약 1,500만 명이 이에 해당하고, 80세 이상에서는 20-30% 정도, 간병시설에서는 80%에 가까운 사람이 요실금을 갖고 있습니다. 보통 요실금은 여성에게 더 흔하지만 80세 이상부터는 남녀비가 거의 같아집니다. 전형적인 요실금 케이스들을 소개해드리겠습니다. 공통점은 '요실금'이라는 생리현상, 플러스 '불쾌감'이라는 증상 호소가 있다는 것입니다.

7 무증후성세균뇨(AB)와 요로감염증(UTI)은 요침사 검사, 요배양 검사에서는 같은 결과가 나오지만, AB는 치료가 필요 없고 UTI는 치료가 필요하다.

(case)

1) 85세 여성. ADL 자립, 인지기능 정상, 혼자 생활하던 환자가 지금까지 없었던 외출 중 요실금을 주소로 내원
2) 79세 남성. 뇌경색 후 ADL 전적 보조 필요 상태, 휠체어 이동, 요양원에 입주 중인 환자가 최근 3일간 갑자기 빈번해진 요실금과 요실금 패드로 인한 접촉성 피부염을 주소로 내원
3) 75세 여성. 진행된 알츠하이머형 인지증, 낙상력이 있지만, 식사나 보행은 자립. 남편과 자녀들이 재택 간병 중. 3년 전부터 요실금이 있음. 횟수와 양은 최근 변화 없음. 침대와 바닥, 옷 등에 신경을 써서 침대 커버나 옷을 교체하는 횟수를 최소한으로 하여 본인도 실금을 했다는 걸 알아챘지만 불쾌감은 없어 보임. 피부 증상도 없고 가족도 요실금 대처에 익숙해졌다고 함.

\# 1)과 2)는 불쾌감을 느낄 것 같지만, 3)은 모두 그다지 불쾌한 것 같지 않습니다. 이런 경우, 어떻게 하면 좋을까요?

라는 질문이 들려오는 거 같은데요, 물론 의학적 정의로는 요실금이 맞겠죠. 그러나 본인도 주변 사람도 불쾌하지 않다면, 대부분의 경우 '그대로 경과 관찰한다(standing by)'가 베스트입니다. 오히려 '무언가 변화가 생긴다면 대응한다'가 노년의학과적인 대응입니다. 왜냐하면 요검사와 약물치료를 시작해버리면 늪처럼 빠져나올 수 없는 경우가 있기 때문입니다.

● 요실금을 얕보지 마라

노년의학과 의사는 왜 고령자의 요실금에 주목하는 것일까요…? 불쾌감을 주는 요실금은 단지 '오줌이 샌다'만을 의미하는 것이 아니기 때문입니다. 그 이유는 크게 2가지 있습니다.

노년의학과 의사가 요실금(UI)에 주목하는 이유

1) 본인과 가족·간병인 등 주변 사람에게 끼치는 악영향이 크다.
2) 배후에 숨어 있는 급성질환과 노년증후군

먼저, 1) 본인에게 끼치는 영향으로는 '낙상' '신체기능 저하', '체중증가', '피부 문제', '요로감염증', '우울', '인지기능장애', '자가 건강상태 평가 악화', '사회적 고립', '사망률 증가' 등 다양합니다. 주변 사람에게 끼치는 영향은 간병인의 부담 증가, 간병비 상승 등이 있습니다.

두말할 것 없이 요실금이 있고 없고에 따라 간병인의 심신적인 부담은 크게 차이가 나며, 요실금은 간병인 번아웃 위험 요소 중 하나이기도 합니다. 또한 요실금 그 자체가 요양원에 입원하게 되는 요인이 됩니다.

다음으로 2) 요실금의 배후에 숨어있는 급성질환은 DIAPPERS(그림 2-6) 등 일과성 요실금의 원인이 됩니다. 또한 일과성·만성 요실금은 고령자에게 흔한 노년증후군, 신체·인지기능저하 및 생활환경의 영향을 받습니다. 참고로 DIAPPERS는 표 2-8의 증상의 앞글자를 딴 명칭입니다.

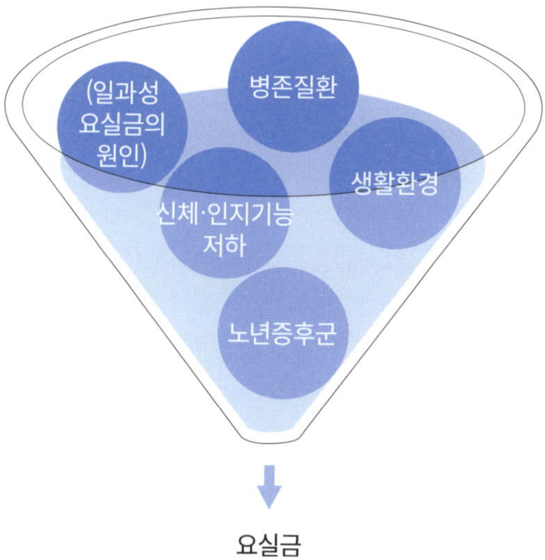

그림 2-6. 요실금의 배후에 숨어있는 급성질환(DIAPPERS)

표 2-8. DIAPPERS 감별진단

Delirium	섬망
Infection	감염증(요로감염증이나 그 외 감염증)
Atrophic vaginitis/urethritis	위축성 질염
Psychologic	정신성(불안증, 우울 등)
Pharmacologic	약제성(특히 이뇨제, 진정제, 수면유도제, 마약성 진통제나 항콜린제 등)
Excess output	과도한 배뇨량(당뇨병, 고칼슘혈증, 심부전 등)
Restricted mobility	운동기능제한(골절, 뇌경색이나 만성 변형성 관절통 등으로 운동기능제한)
Stool impaction	숙변·변비

칼럼 1 고령자의 요실금을 놓치지 않도록 주의하라

요실금을 알아채지 못하면 '원인을 찾는다', '검사한다', '치료한다' 등의 선택을 할 수 없습니다. 유감이지만 저도 수많은 요실금을 놓쳐 왔습니다. 왜 그런 일이 생기냐면, 1) 요실금이 있을 것이라 생각하지 않음, 2) '소변이 샌다', '요실금'은 자신(의사)이 대처할 문제가 아니다(무관심) 등 다양한 이유가 있습니다. 한편 간호사는 언제나 환자의 요실금을 파악하고 있습니다.

즉, 다른 노년증후군처럼 요실금도 고령자에게 흔한 증상임에도 그 존재를 알아채지 못하거나 혹은 주목을 하지 않는 경우가 많습니다. 실제로 외래에서 요실금 스크리닝이 충분히 이뤄지지 않고 있습니다.

'요로감염증을 놓쳤다!'고 하면 큰 문제처럼 여기지만 '요실금을 놓쳤다!'고 하면 별다른 문제처럼 여기지 않는 것은, 질환의 경중 차이 때문만은 아닐 것입니다. 참고로 노년의학과 전문 훈련과정에서는 요실금이나 변비를 놓치거나 문진하는 걸 잊는 것을 크게 문제 삼습니다.

그렇다면 어떻게 하면 좋을까요? 여기서 다시 DEEP-IN이라 불리는 간이 고령자 평가(rapid geriatric assessment, RGA)가 등장합니다(2장 참고). DEEP-IN의 I는 incontinence(요실금)이므로 건강한 고령자여도, 편찮은 고령자여도 항상 가능성을 열어둡시다. 그리고 환자와 가족이 기분이 별로 좋지 않아 보인다면 요실금을 의심해봅시다.

다음으로 문진에서 할 질문 예시를 소개하겠습니다(최근, 젊은 환자들도 많아졌습니다).

- 화장실을 참는 것이 힘들어졌다고 생각한 적이 있나요?

- (소변이 새서) 속옷이 젖는 경우가 있었나요?

추가로 다음도 확인합니다.

- 다른 병존질환, 기왕력

- 복용약(3장 참고, 아주 중요!)

- 주거환경, 요실금이 발생하는 환경(집 밖? or 침실?)

이렇게 체계적으로 문진하고 계통적으로 생각하는 것이 중요합니다. 노년증후군은 그 이름대로 「고령자에게 흔한 = 빈번하게 생기는 증후군」이므로 RGA를 활용해서 평상시에도 확인하는 것이 좋습니다. 분명 요실금을 알아챌 가능성이 높아질 것입니다. 요실금에 대해 묻는 것을 RGA의 일부에 도입하는 것은, 보다 좋은 고령자진료를 위한 그리고 더 확실하게 요실금을 진단하고 관리하기 위한 첫걸음입니다.

핵심포인트 3

'고령자=요실금'은 잘못된 생각

요실금과 관련된 또 하나의 큰 문제는 '고령자 = 요실금'이라는 오해이며, 요실금이 정상적인 노화 증상 중 하나라는 인식입니다. 저도 '고령자가 요실금이 있는 건 당연한 일'이라 생각하던 시절이 있었습니다. 이 함정에서 벗어나 사고를 전환한다면 무엇이 달라질까요? 바로

일과성(一過性) 요실금을 알아채고 대응하는 계기가 된다

는 것입니다.

아니 잠깐만요, 오늘 아침 회진을 돌았던 노인재활병동을 떠올려보세요. 대부분이 후기 고령자이며, 요실금이 없는 사람을 찾는 것이 더 어렵습니다. 분명 노화 증상의 일부라고요.

'요실금은 당연한 것'이라 느끼는 경우가 많을지도 모릅니다. 실제로도, 노화로 인해 비뇨기기능의 변화가 생깁니다. 예로 축뇨장애(소변을 방광에 담아두지 못하고 새어나간다), 배출장애(방광에 있는 소변을 다 내보내지 못하여 조금씩 샌다. 배뇨근력 저하) 등입니다. 빈도도 노화에 따라 증가합니다. 그러므로 고령자에게 빈번하게 생기는 건강 문제임은 확실합니다.

그러나 요실금의 위험 요소는 노화뿐만이 아닙니다. '신체·인지기능저하', '낙상', '시력·청력장애', '우울증', '이뇨제 복용', '당뇨병' 등도 중요한 위험 요소입니다.

노화에 따라 생기는 요실금 관련 문제들

- 방광용량 감소
- 방광수축성 감소
- 생리적 잔뇨 증가
- 의도하지 않은 불수의적 방광수축
- 야간 배뇨 증가
- 여성호르몬 감소
- 전립선 비대

또 하나 중요한 것은

새로운(혹은 갑자기 악화된) 요실금 중에는
치료할 수 있는 것도 있다!

라는 점입니다. 일과성의 요실금(transient urinary incontinence)이란 새로운 요실금 혹은 지금까지 존재했던 만성 요실금의 빈도·배뇨량 등이 악화하거나 새로운 증상 등이 추가로 생긴 경우의 요실금을 말하며, 치료 가능성이 있는 요실금입니다. '급성 vs 만성 요실금'이라는 시간축에 따라 생각할 수도 있습니다. 급성 요실금은 일-주 단위, 만성 요실금은 월-연 단위처럼 말이죠.

새로운 요실금임을 인식하기 위해서는 평상시의 배뇨 상태, 요실금의 유무를 알고 있어야 합니다. 그리고 새로운 요실금을 알아챘다면 일단 일과성(가역성) 요실금을 고려해 봅시다. 이것이 DIAPPERS 감별진단입니다(표 2-8).

그럼, 구체적인 사례를 살펴봅시다.

DIAPPERS 감별진단 사례

(Case)
88세 여성. ADL자립, 특별한 만성질환 없음. '최근 1주일간 낮 시간에 소변이 새거나 화장실에 자주 가게 됐다'며 내원. 기침을 해도 실금하지 않음. 요검사를 해도 특별한 이상 없음. 노년증후군을 스크리닝하니 변비가 있다는 걸 파악, 완하제를 처방. 요실금은 일시적으로 요실금패드로 대응. 매일 변을 잘 보게 되니 점차 요실금도 사라짐.

고령자의 새로운 요실금을 알아챘다면 가역적 원인, DIAPPERS를 배제하는 것부터 시작합니다. 여러 가지 요인이 얽혀 있는 경우도 많으므로 체크리스트를 활용하는 것도 좋습니다(표 2-8).

그 외에, 요실금의 상태와 요실금의 종류를 대략적으로 파악하기 위해 배뇨일지(voiding diary)를 작성토록 하는 경우도 있습니다. 명백하게 요실금 개선에 도움이 된다는 보고는 없지만 참고는 할 수 있습니다.

배뇨일지 예시

- 1일 배뇨횟수와 양(일중, 야간)
- 1일 실금횟수와 양(일중, 야간)
- 동반증상(배뇨통 등)과 실금 시 무엇을 하고 있었는지

만성 요실금의 종류는 다른 서적을 참고하시길 바랍니다(표 2-9).

이 중에서 고령자에게 중요한 것은 기능성 요실금입니다. 이는 인지기능과 신체기능장애·저하, 우울증·섬망 등으로 인해 실금 전에 화장실에 가지 못하거나 화장실을 사용할 수 없는 상태입니다. 혹은 요의(尿意)를 느껴도 탈의하거나 화장실에 가고 싶다고 생각하지 않는 상태입니다. 이런 종류의 실금은 방광 자체의 배뇨·축뇨 기능이 어느 정도 유지된 상태에서도 발생합니다.

표 2-9. 만성 요실금의 종류

요실금 종류	증상
절박(급박)성 요실금	갑자기 소변을 보고 싶어지고 의사에 반하여 소변이 샌다. 대부분 과활동성 방광과 관련이 있다.
긴장성 요실금	복압성 요실금이라 불리기도 한다. 기침이나 재채기, 운동을 할 때 등 갑자기 배나 방광에 힘이 들어갈 때 소변이 샌다.
혼합성 요실금	긴장성&절박(급박)성의 혼합형
범람성(overflow) 요실금	배뇨근력 저하와 방광출구 폐색이 원인으로 배뇨를 충분히 할 수 없다. 소변을 내보내고 싶어도 내보낼 수 없어 소변이 저류하고 조금씩 샌다.
기능성 요실금	축뇨·배뇨기능은 정상임에도 인지, 신체, 운동기능 저하로 인해 화장실에 가지 못하거나 사용할 수 없어 결과적으로 소변이 샌다.

핵심포인트 4

고령자 요실금 관리의 핵심은 요실금의 원인에 개입하는 것

고령자의, 특히 만성 요실금 관리의 핵심은 요실금 그 자체에 개입하는 것이 아니라, 요실금의 원인에 개입하는 것입니다. 즉, 요실금 이외의 질환 관리, 노년증후군, 병존질환, 치료부담에 대한 대응이 관건입니다. 구체적으로는 2장과 5장에서도 소개한 5Ms 접근법이 있습니다(2장, 표 1-2 참고). 이 접근법은 통상적인 비약물치료, 약물치료와 병용할 수 있습니다.

마지막으로, 5Ms 접근법 응용 사례를 소개하겠습니다.

● 5Ms를 활용한 고령자 요실금 관리

- **Mind/Mental**

배후에 숨어있는 우울증, 인지장애, 섬망을 항상 고려한다. 인지증이 있을 때는

'소변이 마려우면 화장실에 간다'는 걸 잊고 있을 뿐일 수도 있다(물론, 이러한 경우 약은 효과가 없습니다).

- **Mobility**

보행은…? 변형성 슬관절통이 있어서 걷는 것을 꺼린다(적절한 진통을 위해 투약·개입). 뇌경색 후유증으로 보행곤란(화장실의 위치 확인, 그 외 낙상 위험이 있는 가구와 단차를 확인, 침대 옆에 이동식 간이 변기 등을 준비).

- **Medication**

약물을 늘리기 전에 일단 약물을 줄일 수 있는지를 생각한다. 일단 이뇨작용, 항콜린성 약물을 체크. 가능하다면 감량·중지해본다. 시판약이나 건강보조식품, 카페인 함유음료 등도 체크.

- **Multi-complexity**

① 만성적인 다질환 병존: 요실금이 있는 경우, '그 외 병존질환에 대한 대응 방법을 바꿔야 하는가?', '어떻게 대응하는 것이 최선인가?'를 생각하는 것이 중요.

② 생물심리사회모델(bio-psycho-social model)의 관점에서도 살펴본다. 요실금이 환자의 심리와 사회·인간관계에 끼치는 영향을 고려한다.

예 1: 만성 요실금이 만성 심부전 환자에게 생긴 경우 이뇨제의 양, 종류, 투여 시기 등을 변경해야 하는가. 또한 주말에 있을 사교 모임에 대비하여 요실금의 가능성을 낮추기 위해 이뇨제의 양을 감량한다고 한다면, 그 날만 복용 시간을 늦출 수 있는가 등.

예 2: 요실금이 걱정되어 장보기나 외출을 할 수 없게 된 환자. 부작용을 감수하고서도 약물치료를 시도할 것인가, CBT(인지행동치료) 등 심리적인 부분부터 접근할 것인가.

예 3: 간병 역량을 고려해야 한다. 거의 누워만 있는 노인을 간병하는 노인 배우자가 있다고 하자. 속옷·요실금 패드를 자주 갈아주는 것이 이상적일 것이다. 그렇다면(요로감염증 위험은 증가하지만) 소변 카테터를 사용한다면 간병은 어느 정도 편해지는가. 간병인이 숙면을 취할 수 있는가. 번아웃을 예방할 수 있는가. 요실금 패드에 소요되는 금액을 절약할 수 있으니 두 사람에게 경제적인 도움이 되는가.

③ Prognosis(예후)/Frailty(프레일티): 현재 눈 앞에 있는 환자의 여명이 어느 정도인가를 대략적으로나마 파악하고 싶다. 여명이 10년인지, 1년인지, 1개월인지에 따라 비슷한 수준의 요실금이라도 최선책은 각각 다를 수 있다.

- **Matters most**

① 본인의 의사, 희망에 귀를 기울인다. '무엇이 가장 불편·불쾌한가요?', '(요실금이 없어진다면) 어떤 생활을 기대하고 있나요' 등

② 요실금이 있어도 본인과 주변 사람들이 모두 불편하지 않을 수 있는 대응책이나 해결책이 있을지도 모른다. 무리한 약물 개입으로 부작용이나 유해사고로 고통을 받는 것은 피해야 한다(항콜린제로 인한 섬망, 낙상, 식욕부진, 변비 등).

그 외 주의할 점으로는 고령자는 탈수가 생기기 쉬우니 수분섭취량에 신경써야 한다는 점입니다. 요실금에 대한 대처로 하루 수분섭취량을 극단적으로 줄이는 건 권하지 않습니다. 다만, 경관 영양 중의 요실금이 문제라면 수분량 조절은 선택지 중 하나가 될 수 있습니다. 좋아하는 녹차 한 잔을 끊을 필요는 없지만 벌컥벌컥 마시는 청량음료 등은 자제할 것을 권해보도록 합시다.

[히구치 마사야]

핵심 정리

1. 놓치기 쉬운(!) 요실금. 일단 알아채는 것이 중요하다.
2. 요실금은 환자의 건강문제와 QOL에 악영향을 끼친다.
3. 「고령자≠요실금」. 급격하게 악화된 요실금 중 치료할 수 있는 것도 있다.
4. 요실금의 증상이 아니라 요실금의 원인에 개입한다.
5. 만성 요실금의 목표는 요실금을 없애는 것이 아니라, 환자·간병인이 불편해하지 않는 것.

참고문헌

1. Bright E, Drake MJ, Abrams P. Urinary diaries: evidence for the development and validation of diary content, format, and duration. Neurourol Urodyn. 2011;30(3):348-52.
2. Cigolle CT, Langa KM, Kabeto MU, et al. Geriatric conditions and disability: the Health and Retirement Study. Ann Intern Med. 2007;147(3):156-64.
3. DuBeau CE, Kuchel GA, Johnson T 2nd, et al. Incontinence in the frail elderly: report from the 4th International Consultation on Incontinence. Neurourol Urodyn. 2010;29(1):165-78.
4. Gibbs CF, Johnson TM 2nd, Ouslander JG. Office management of geriatric urinary incontinence. Am J Med. 2007;120(3):211-20.
5. Khandelwal C, Kistler C. Diagnosis of Urinary Incontinence. Am Fam Physician. 2013;87(8):543-50.
6. Langa KM, Fultz NH, Saint S, et al. Informal Caregiving Time and Costs for Urinary Incontinence in Older Individuals in the United States. J Am Geriatr Soc. 2002;50(4):733-7.
7. Resnick NM. Improving treatment of urinary incontinence. JAMA. 1998;280(23):2034-5.
8. The Impact of Urinary Incontinence on Older Adults and Their Caregivers* - Aging Life Care (AssociationTM (https://www.aginglifecarejournal.org/the-impact-of-urinary incontinence-on-older-adults-and-their-caregivers).
9. Weiss BD. Diagnostic evaluation of urinary incontinence in geriatric patients. Am Fam Physician. 1998;57(11):2675-84, 2688-90.

7장

인지증이 있다면 어떻게 해야 할까? (고령자의 인지기능장애)

그것은 진행성이며, 불가역적이며 그리고 결국에는 죽음에 이르는 병이다.

Dementia is a progressive, irreversible and terminal illness.

고령자의 인지기능장애라고 한다면 '인지증', '섬망', '우울증' 등이 있습니다만, 이 책에서는 딱 '인지증'(7장)과 '섬망'(8장)으로 국한하여 설명하겠습니다. 이번 장도 수련의 시절의 Dr. Higuchi의 혼잣말과 함께 이야기를 진행해 보고자 합니다.

핵심포인트 1

인지증은 머리·몸·마음이 기능부전 상태에 빠지는 뇌증후군으로 인식한다

인지증 = 흔히 말하는 '건망증'(기억장애)이라고 오해하는 경우가 많습니다만, 그것뿐만이 아닙니다.

기억력만 나빠지는 게 아닌가요?

네, 기억장애는 어디까지나 인지증의 한 가지 증상에 불과합니다. 여러 인지기능 = 뇌기능의 변화를 야기하는 증후군이 인지증입니다. 예를 들어 인지증 중 가장 많은 타입(50% 이상)인 알츠하이머병의 진단 기준을 살펴봅시다. 2011년 미국국립노화연구소(NIA)가 발표한 알츠하이머병 진단 가이드라인은 인지증의 특징을 잘 보여주고 있습니다.

인지증의 특징

- 기억장애: 흔히 말하는 '건망증'
- Executive function(논리적 사고, 계획수립, 판단) 장애: 여러 가지 판단, 계획하는 능력
- 공간시각적 능력장애: 공간·위치 관계 등을 파악하는 능력(예: 저 자동차는 나로부터 멀어지는 쪽으로 달리고 있구나 등)
- 언어능력장애: 읽기, 쓰기, 말하기 등
- 인격·개성 및 행동 변화와 장애: 그 사람다움과 일상 행동 패턴 등

위와 같이 기억장애 이외의 증상이 진단 기준에 포함되어 있습니다. 환자의 인지증이 진행될수록 대부분의 환자가 성격이 급해지거나 감정을 자주 표출합니다. 반대로 중증 인지증 환자는 감정 표현을 안 하는 경우도 있습니다. 즉, 인지증은 기억력뿐만 아니라 사회적인 생물인 인간의 머리와 마음 그리고 몸에 영향을 끼칩니다.

그 외에도 다음과 같은 정신 증상이 있습니다.

그 외의 정신 증상

- 망상, 환각 등: 알츠하이머병의 20% 정도.
- 우울증: 인지증 환자의 40% 정도. 인지기능장애보다 먼저 우울증이 나타나는 경우도 있다 (칼럼 1 참고).
- 무기력, 무관심: 인지증 초기부터 마지막 순간까지 남아있는 경우도 많다. 우울증과 겹치는 부분도 있지만, 인지증으로 인한 무기력은 우울증 특유의 우울한 기분, 죄악감, 절망감 등이 없는 경우도 있다.

칼럼 1 사실은 구별하기 힘든 3Ds

고령자진료의 핵심인 3Ds(인지증·섬망·고령자 우울증)는 흔함에도 불구하고 '알아채기 힘들고', '진단, 검사를 할 수 없고', '경계도 애매'합니다. 3D 각각의 특징과 차이를 살펴보면 정말 서로 닮아 있습니다(표 2-10).

표 2-10. 인지증, 섬망, 우울증 진단의 차이

임상적 특징	인지증	우울증	섬망
발병	잠행성(수개월-수년)	급성 혹은 잠행성 (수주간-수개월)	급성(수시간-수일)
기간	수개월-수년	수개월-수년	수시간-수주
경과	만성적 혹은 진행성	대부분 만성적	변동
진행	비가역적	보통은 가역적	보통은 가역적
의식 레벨	보통은 맑음	맑음	변동
견당식(見当識)[8]	견당식 소실	유지	다양
주의력	말기를 제외하고 정상	저하할 가능성 있음	저하됨
집중력	말기를 제외하고 정상	저하할 가능성 있음	저하됨
대화	말기까지 일관성을 지님	일관성을 지님 (중증례에서는 감소)	지리멸렬 혹은 감소하는 경우가 있음
사고 과정	제한됨	계통화됨	혼란
인지	환각이 있는 경우가 있음(일반적으로는 망상)	중증례에서는 기분과 일치하는 환각증상	일반적으로는 환각 (많은 경우 시각성)
정신운동활동	다양	중증례에서는 가끔 느려짐	다양
수면경향	다양	가끔 증가하지만 조기 각성하는 경우도 있음	다양, 낮밤 관계없이 일반적으로 혼란

8 역자 주: 견당식(見当識), '자신이 시간적·공간적·사회적으로 어떤 위치에 있는가'에 대한 의식을 말한다.

물론 모든 걸 다 구별할 필요는 없고, 오히려 구별하지 않고 '고령자에게는 3Ds가 항상 숨어 있다' 정도의 마음가짐이면 고령자진료를 하는 데는 충분하다고 생각합니다. 왜냐하면 모든 3Ds의 대응의 핵심은

- 병존질환: 잠복해 있는 다른 정신질환은 없는가, 불면이 영향을 주고 있지 않은가.
- 복잡성 증례: 질환, 정신, 사회적인 문제가 상황을 악화시키고 있지 않은가.
- 신체기능: 시청각장애가 원인을 제공하고 있지 않은가. 보행장애가 생김으로써 낙상 등의 위험이 상승하지는 않았는가.
- 폴리파머시: 다른 질환에 사용하고 있는 약물이 3Ds의 증상의 악화 요인·원인이 되고 있진 않은가.
- Matters Most(무엇이 중요한가): 3Ds가 환자·가족에게 어떤 영향을 주고 어떤 의미를 갖고 있는가. 이후 치료 방침에 대해 상담하면서 무엇이 환자·가족에게 가장 중요한 것인지를 찾아내야 한다.

를 보조하는 것이며, 3Ds를 구별하지 못하여도 애초에 증상이 겹쳐 있어서 인지증·섬망·우울이 각각 다른 D의 원인이 되는 경우도 많기 때문입니다(그림 2-7).

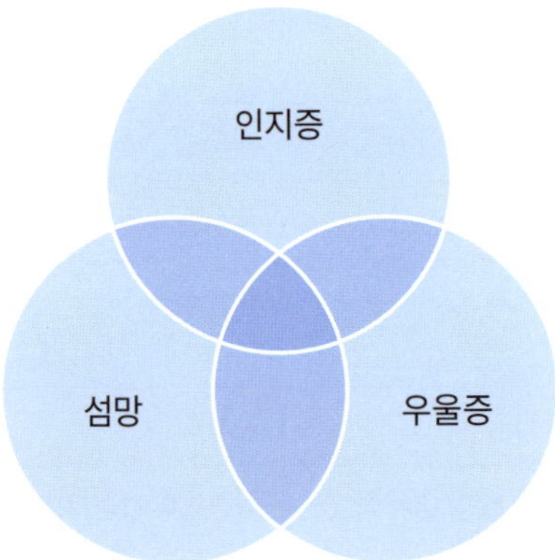

그림 2-7. 인지증(dementia), 섬망(delirium), 우울증(depression)은 명확하게 구별할 수 없으며, 각각의 증상이 겹쳐(overlapping) 있다.

핵심포인트 2

흔하지만 놓치기 쉬운 인지증, 스크리닝으로 찾아내자

인지증 환자는 현재 세계에서 4,600만 명, 그 수는 고령화와 더불어 증가하고 있습니다. 미국에서는 70대의 5%, 90대 이상의 30% 이상이 인지증을 앓고 있으며, 2050년에는 인지증 환자가 3배가 될 것이라 예상하고 있습니다. 일본에서는 2020년 65세 이상 인구의 약 17%, 600만 명이 인지증을 앓고 있습니다. 일본뿐만 아니라 미국에서도 흔히 보이는 질환입니다.

그럼에도 불구하고 인지증은 놓치기 쉽습니다. 스크리닝 툴을 활용하여 일단 '인지기능 저하를 알아채는 것'이 중요합니다.

스크리닝 같은 거 사용 안해도 괜찮아요. 환자랑 이야기만 해봐도 압니다.

저도 예전에는 그렇게 생각했었습니다. 환자랑 대화를 하다보면 쉽게 인지기능 저하를 찾아낼 수 있을 것이라고 말이죠. 하지만 현실은 달랐습니다. 실제로도,

중등도의 인지기능장애라도 의료진의 30% 정도만이 인지기능장애를 알아차릴 수 있다

고 합니다. 그러므로 인지기능을 간단히 스크리닝할 수 있는 툴·검사가 필요합니다. 임상현장에서 사용하기 위한 스크리닝 툴은 다음과 같습니다.

● 임상현장에서 사용하기 쉬운 스크리닝 툴

- **Mini-Cog:** 3가지 단어를 기억하고 시계를 그리는 스크리닝 검사입니다. ('step1. 3가지 단어 기억 테스트', 'step2. 시계 그리기 테스트', 'step3. 3가지 단어 기억 확인'). MMSE에 비해 약 80%의 민감도, 약 90%의 특이도. 3분 정도

면 검사 가능합니다.

- **Semantic Fluency Test:** 동물 이름과 특정 알파벳으로 시작하는 단어를 1분 동안 말할 수 있는 만큼 말하는 간이 테스트입니다. 언어능력과 의미기억 스크리닝으로 민감도가 높습니다. 알츠하이머병 타입의 인지기능장애에 90% 이상의 민감도·특이도가 있습니다. 설명을 포함해서 2분 이내에 가능. 기준이 각자 다를 수도 있지만, 임상현장에서 17단어 미만이면 인지기능장애를 뜻하는 것이므로 추가적인 인지기능검사가 필요하다고 생각합니다.

하지만 이건, 인지증 진단기준이랑 많이 다른 것 같은데…

인지증 진단기준은 ICD-10이나 미국정신의학회에서 발표한 것 등 여러 가지 있습니다만, 그것들을 임상에서는 사용하기 어려워 보입니다. 고령자진료의 첫 발걸음은 '이 인지기능 스크리닝이라면 언제든지 어디서든지 자신있게 사용할 수 있다!'라고 생각되는 스크리닝 툴을 하나라도 좋으니 습득해두는 것입니다. 열심히 훈련해서 '인지증을 진단'하는 것이 아니라, 눈앞의 환자가 '인지기능장애가 있는 것인가', '인지기능이 이전보다 저하되었는가'를 알아챌 수 있도록 합시다.

(case)
작년의 Semantic Fluency Test는 18단어였는데 올해는 12단어다. 무언가 인지기능에 변화가 생긴 것일 수도 있다. 일단 일상생활 안전 및 자립에 문제가 없는지 확인하고 보다 자세한 인지기능검사를 고려하자.

Systematic review는 어떠한가?

인지증의 스크리닝의 systematic review로는 MMSE (Mini-Mental State Examination)이 가장 많이 사용됐습니다. MCI(경도인지장애) 파악에 유용했던 MoCA

(Montreal Cognitive Assessment)는 아쉽게도 저작권 관련으로 문제가 되고 있습니다.

이 systematic review에서는 10종류의 스크리닝 방법을 평가하여, Mini-Cog와 ACE-R (Addenbrooke's Cognitive Examination Revised)이 MMSE보다 인지증 스크리닝 민감도가 좋다고 보고했습니다.

핵심포인트 3

인지증을 근본적인 치료법이 없고 진행성이며, 치명적인 질환 중 하나라고 여긴다

자, 환자의 인지기능장애를 파악할 준비는 끝났습니다. 그러나 명심해야 할 전제조건이 한 가지 있습니다. 그것은

현재까지는, 인지증의 근본적인 치료법이 없다

라는 것입니다.

네? 치료약 OO셉트[9]는요?

아니요. 근본적인 치료법은 없습니다. 인지증은 천천히, 그러나 확실하게 인지기능과 일상생활에 필요한 기능을 잠식해갑니다. 인지증은

진행성이고 비가역적이며, '결국 죽음에 이르게 하는 병'입니다.

9 역자 주: 성분명은 도네페질(Donepezil)이다.

죽음에 이를 때까지 그 상황이 지속됩니다.

암이나 심부전, 패혈증 등으로 인한 죽음은 비교적 상상하기 쉽겠지만, 이 '인지증으로 인한 죽음에 이르는 과정'은 조금 상상하기 어려울 수도 있을 것입니다. 간단히 설명하자면, '알기 어려운', '서서히', '천천히', '진행한다'는 것이 인지증의 disease trajectory입니다. 이 특징적인 trajectory(궤도, 경과)가 예후 예측을 어렵게 하고 환자·가족에게 장기간 부담을 주는 요인 중 하나가 됩니다.

자, 그렇다면 인지증의 trajectory는 고령자에게 흔한 다른 질환들에 비해 어떻게 다른지 살펴봅시다.

일단 전형적인 말기암의 trajectory는 진단 시 혹은 치료개시 전부터 어느 정도 신체기능이 유지된 상태이며, 어느 시점부터 급격하게 신체기능이 저하되어 죽음에 이릅니다(그림 2-8). 주 단위부터 월 단위까지 있습니다만, 연 단위의 악화는 흔치 않습니다.

다음으로 장기부전의 trajectory의 특징은 서서히 신체기능이 저하할 뿐만 아니라, 비정기적인 급성 악화와 합병증으로 보다 현저하게 신체기능저하가 나타난다는 것입니다(그림 2-9). 조기의 급성 악화는 단기간에 본래의 신체기능까지 회복이 됩니다만, 장기부전이 진행함에 따라 급성 악화 시의 신체기능 저하와 회복을 반복하면서 서서히 죽음에 이르게 됩니다. 이 trajectory도 예후 예측이 어렵고, 생명유지장치 등의 발전에 따라 장기의 역할을 일시적으로 대체할 수 있게 된 것도 예후 예측을 어렵게 만듭니다.

그렇다면 인지증의 trajectory는 어떨까요(그림 2-10). 인지증은 다양한 기능장애가 천천히 저공비행을 하는 듯한 궤도를 그립니다(파킨슨병이나 다발성 경화증도 비슷한 trajectory를 보이는 경우가 있습니다). 연 단위로 증상이 진행되고 급성 악화 같은 이벤트가 비교적 적은 사례도 있습니다.

이렇게 장기적, 그리고 진행성으로 기능저하가 진행되는 것이 인지증 trajectory의 특징입니다. 그림 2-10을 보면,

안정되진 않았지만 추락은 안 하는 저공비행 중의 비행기처럼

비행제어 기능을 잃어가는 조종사(환자), 그리고 관제탑에서 불안해하며 커뮤니케이션을 하는 가족의 모습이 보이는 것 같습니다. 의사결정 하나하나에 고뇌와 갈등이 동반될 것이고, 대리의사결정인이 '연명치료를 더 이상 하지 않겠다'고 결정해야 처음으로 (인지증 환자의 사망이라는) '착륙'을 할 수 있는 것일지도 모릅니다.

마지막으로 급성 질환의 trajectory입니다(그림 2-11). 이는 중증 뇌경색, 대퇴골경부골절 등을 가리킵니다. 어느 정도 신체기능이 유지되고 있던 고령자가 갑작스러운 사고로 신체기능 대부분을 잃어버리고 심각한 신체기능부전에 빠진 상태입니

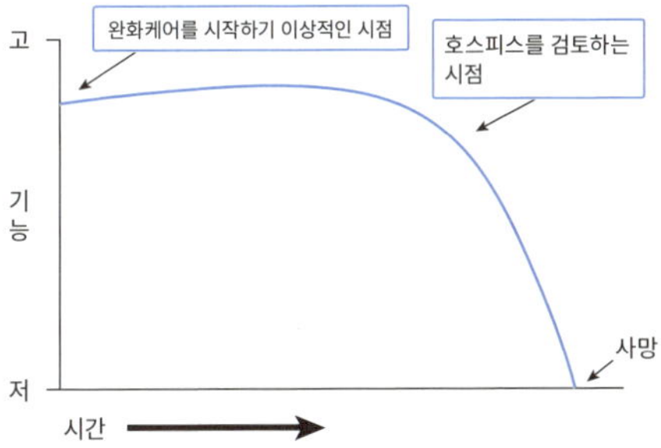

그림 2-8. 말기암의 trajectory

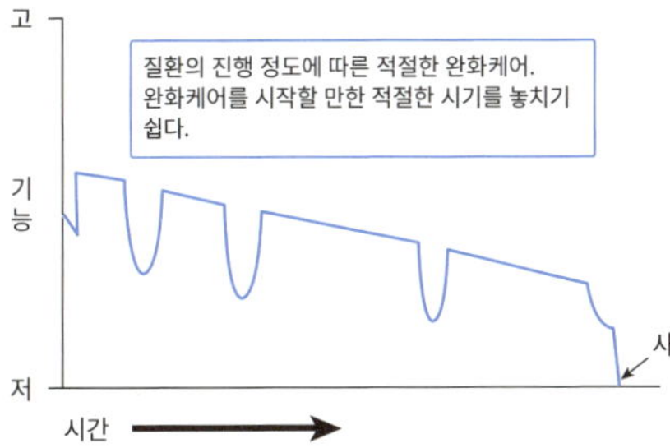

그림 2-9. 장기부전(COPD, 심부전, 신부전)의 trajectory

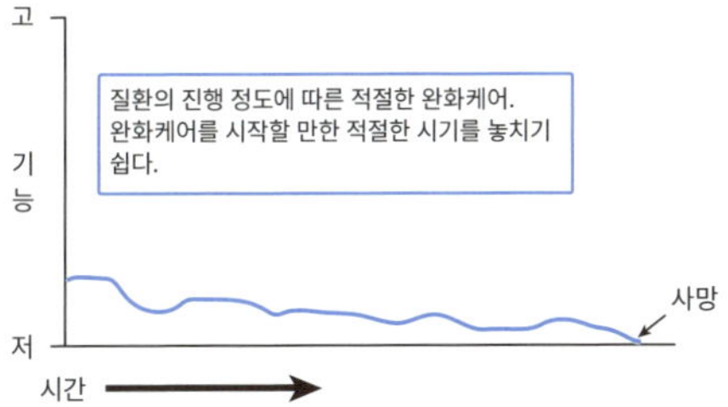

그림 2-10. 인지증의 trajectory

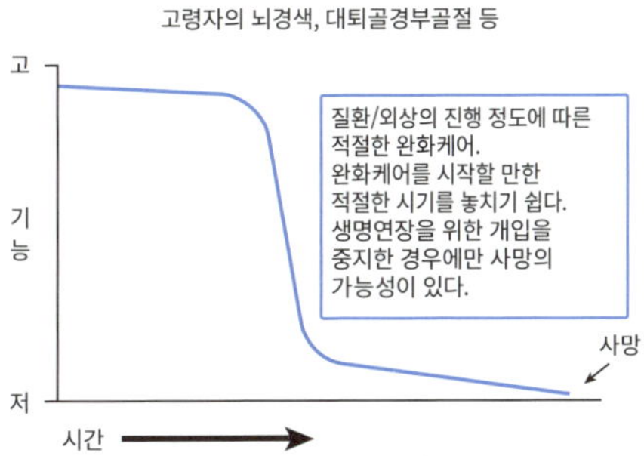

그림 2-11. 급성 질환의 trajectory

다. 인지증 환자는 신체운동기능과 일상생활 동작능력의 저하로 인해 낙상·골절 위험이 증가한다고 합니다.

만약 급성 질환이 발생하기 전부터 인지증으로 이미 간병이 필요한 정도로 기능저하가 진행된 상태라면 어떨까요. 더욱 심해진 기능저하에 대해 한층 더 수준 높은 서포트 체제를 갖출 수 있을지 판단하기 어려울 것입니다. 이러한 급성 질환 발생 이후의 사망률은 굉장히 높고, 고령자의 대퇴골경부골절 수술 후 1년 사망률은 30% 정도. 인지증 환자의 대퇴골경부골절의 경우에는 사망률이 더 높아집니다.

핵심포인트 4

인지증 환자는 입원하면 사망 위험이 높아진다

24시간 간병·돌봄이 필요한 인지증 환자에게 급성기 병원 입원은 '굉장히 나쁜 예후'를 의미합니다. 급성기 병원에 입원 후 6개월의 예후를 조사한 연구에서는, 인지증이 없는 고령자가 폐렴으로 입원하면 13%가 사망하는 것에 비해 인지증 환자는 53%가 사망하고, 대퇴골경부골절의 경우 인지증이 없는 고령자 사망률이 12%인 것에 비해 인지증 환자는 55%였습니다.

그렇다면 복합적인 기능장애를 야기하고 진행성이며 비가역적인, 그리고 죽음에 이르게 하는 인지증은 어떻게 진단하면 좋을까요.

전에 언급했듯이 외래진료에서 환자의 인지증을 놓치거나 인지증이 있다는 사실을 기재하지 않는다는 보고가 있었습니다. 보고에 따르면 primary care 의사[10]가 인지증을 앓고 있는 환자를 외래에서 경과관찰하고 있는 경우, 60% 이상의 인지증

10 역자 주: 1차 의료를 담당하는 의사

환자를 인지증이라 진단을 못 했고 진료 차트에도 기재하지 않았습니다. 그러나 진단하는 것보다 더욱 중요한 것이 있습니다. 그것은

진단에의 집착 혹은 망설임이 큰 대가를 치르게 한다

는 것입니다. 물론 '진단 없이는 치료도 없다'고도 하고 '조기진단, 조기치료가 기본'입니다만, 인지증의 근본적 치료방법이 없는 현 상황에서는 '인지증인지 아닌지'를 판단하고 '당신은 인지증입니다'라고 고지하는 것보다

① '지금, 이와 같이 인지기능이 저하상태이다'(현 상황을 파악)
② 이러한 상황에서 '무엇이 힘들고 무엇이 필요한가'(현 상황의 니즈를 파악)
③ '어떠한 서포트와 케어가 필요해질 것인가'(미래의 니즈 예상과 공유)

를 환자·가족과 상담하는 것이 보다 현실적인 대응이라 생각합니다.

서두에서부터 '인지증을 놓치지 말자'라고 해설해 왔습니다만, 더욱 중요한 점은 '진단'(어떠한 진단 기준을 충족하는가)보다는 '인지기능의 변화·저하'(본인의 생활이나 주변 사람들에게 영향을 주는)를 알아채고 서포트가 필요한지 검토하는 것입니다. 그리고 인지증 전문 의사와 협력하는 등 추가적인 인지기능검사나 지속적인 경과 관찰을 통해 '인지증의 진단', '예후 예측', '치료', '서포트', '지도', '이후의 방침에 대해 상담'을 하는 것입니다.

인지증 스크리닝에서 양성이든 음성이든 '환자·가족에게 도움이 필요하다'는 건 변함이 없습니다. 다양한 기능저하에 대처하여 환자·가족에게 서포트를 제공한다는 것이 노년의학과 의사가 취해야 할 자세입니다.

핵심포인트 5

5Ms와 스테이지별 접근법으로 필요한 케어를 파악한다

'다양한 증상', '주변에 끼치는 영향', '악화되는 증상…', 도대체 어디서부터 시작해야 할지… 효과가 없다고는 하지만 일단 약만 처방하면 안될까요?

그 마음, 저도 잘 압니다. '스크리닝 → 인지증 진단 → 항인지증약 투여'라는 과정은 언뜻 보면 일리가 있어 보이고 의료진도 환자도 납득하겠지만, 그래서는 근본적인 문제는 해결할 수 없습니다. 왜냐하면 인지증이 진행됨에 따라 생기는 인지·신체기능부전에 대해서는, 위와 같은 사고방식으로는 환자·가족에게 어떠한 도움을 줄 것인지 답을 내릴 수 없기 때문입니다. 여기서 등장하는 것이 5Ms를 기반으로 한 포괄적 평가법입니다(5장 참고).

● 5Ms를 기반으로 한 포괄적 평가법

1) **M**ind/**M**ental: 인지증 스크리닝 테스트+우울, 섬망은 없는가? [Mini-Cog, GDS15(노년기 우울증 평가척도), CAM(8장 참고)]
2) **M**obility: '현재 ADL/IADL의 상황은?', '보행은?', '신체기능을 유지할 수 있도록 개입을 하고 있는가?', '낙상·골절 예방은?', '시청각 장애 때문에 인지장애로 오해받은 것은 아닌가?', '실금 등이 환자·가족에게 부담, 사회적 활동에 지장을 주고 있지 않은가?'
3) **M**edication: 항인지증약을 처방하기 전에 인지기능·정신기능에 악영향을 끼치는 약의 필요성·부작용 등을 재평가(Anti-로 시작하는 약, 항콜린제, 항정신병약, 항당뇨병약 등) (칼럼 2 참고)
4) **M**ulti-complexity(여러 복잡한 문제, 생물심리사회 모델; bio-psycho-social-model과 다질환 병존): 인지증 이외의 질환과 주변 환경 등이 인지증 증상을 악화시키고 있지는 않은가? 가족·간병인에 대한 지원을 검토한다.

5) **M**atters most: 인지증에 대해 올바른 정보(치료를 위한 정보 등)를 조기에 공유한다(인지증의 예후: 진행성이고 죽음에 이르는 병. 기억뿐만 아니라 몸과 마음의 기능에 크게 영향을 주는 병 등). 가능하다면 Advance·Care·Planning (ACP)도 시행한다. 인지증의 유무에 관계없이 조기에 환자와 대화하는 시간을 가진다(본인의 가치관, 인생의 목표 등). 인지증이 악화되면 본인의 의사와 의향을 공유하는 것이 어려워진다.

5Ms는 '평가의 축'이기도 하고 동시에 환자·가족에게 인지증에 대한 지식을 공유하는 '교육의 기회'이기도 합니다. '인지증 환자는 요실금이 있는 경우가 많다', '낙상이 많다', '약물 부작용과 유해사고가 발생하기 쉽다' 등의 이야기를 나누며 의료진·환자·가족이 같이 배우는 것입니다. 가족·간병인에게 교육과 서포트를 제공하는 것이 환자의 QOL개선, BPSD(인지증 환자에게 나타나는 정신·행동증상) 등의 증상 개선에 도움이 된다는 보고도 있습니다.

● 스테이지별 접근법으로 필요한 케어를 파악한다.

시간에 따라 인지증은 악화되고, 그 진행 정도도 증상도 사람에 따라 다릅니다. 환자의 진행 정도, 즉 '어느 스테이지에 있는가?'를 파악하는 것은 현재 필요한 케어·서포트를 제공하는 데 도움이 됩니다.

Olson 등은 2003년에 인지증 환자의 신체·인지기능상태에 따라 '경도', '중등도', '중도', '말기'의 4단계로 나누고, 말기(terminal) 인지증은

- 커뮤니케이션 불가
- 보행 불가
- 연하 불가
- 실금

이 있는 상태라고 정의했습니다. MMSE, MOCA 등의 테스트 점수를 활용하거나 FAST (functional assessment staging)로 스테이지를 나누거나(표 2-11) 또는 ADL이나 IADL을 활용하여 이 평가를 할 수 있습니다(그림 2-12).

표 2-11. 알츠하이머형 인지증의 FAST (functional assessment staging)

Stage	인지기능	임상진단	FAST에서의 특징
1	장애 없음	정상	주관적 및 객관적인 기능저하는 없음
2	미미한 저하	연령에 따름	건망증을 호소, 어휘곤란
3	경도 저하	경계상태	직장 동료로부터 기능저하를 의심받음, 새로운 장소로 여행하는 것이 곤란
4	중등도 저하	경도의 알츠하이머형 인지증	저녁식사에 손님을 초대하거나, 가계부를 관리하거나, 장을 보는 정도의 일에도 지장이 생김
5	약간 고도의 저하	중등도의 알츠하이머형 인지증	도움 없이는 적절하게 옷을 골라 입는 것도 불가능, 목욕을 시킬 때 타일러야 하는 경우가 있음
6	고도의 저하	약간 고도의 알츠하이머형 인지증	a) 부적절한 옷차림 b) 목욕 시 도움이 필요, 목욕을 싫어함 c) 화장실 물을 내릴 수 없음 d) 요실금 e) 변실금
7	심각한 고도의 저하	고도의 알츠하이머형 인지증	a) 최대 약 6단어로 한정된 언어기능 저하 b) 이해가능한 어휘는 딱 하나의 단어뿐 c) 보행능력 상실 d) 앉을 수 없음 e) 웃을 수 없음 f) 혼미 혹은 혼수

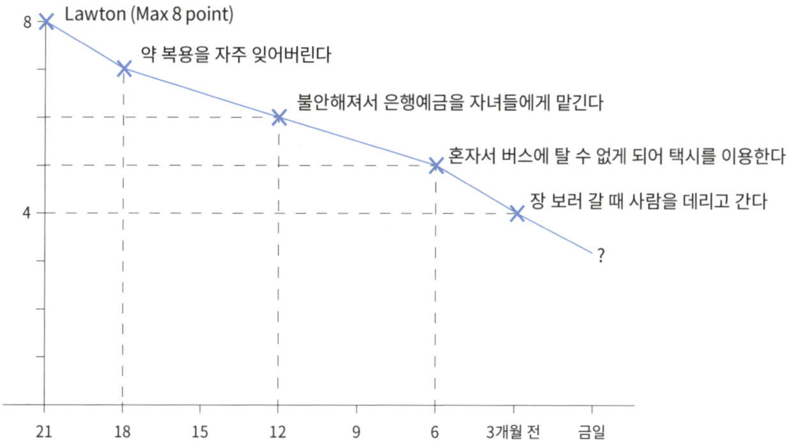

그림 2-12. IADL을 그래프로 표현함으로써 인지증의 진행과 이후의 기능저하를 예상할 수 있다.

● 마지막으로

고령자의 인지증 경과 관찰에서는 다양한 케어 방법을 궁리하고, 인지증의 진행도에 따라 필요한 케어를 제공하는 자세가 요구됩니다. 즉 항인지증약 처방보다

'환자·가족에의 지원과 증상 관리'

이 중요합니다. 인지증은 '통증'이나 '호흡곤란', '연하장애' 등의 신체증상, 'BPSD/불온(不穩)[11]', '성적 기호를 억제할 수 없음' 등 환자뿐만 아니라 가족과 주변 사람들에게 부담·고통이 되는 상황을 초래합니다. 이에 대해 '어떤 도움을 주어야 하는가?', 이것이 인지증 관리의 가장 중요한 점입니다. 또한 다양한 의료전문직과 연관 직종과의 연계를 통한 환자 증상 관리 및 가족·간병인 지원도 필요합니다.

[히구치 마사야]

11 역자 주: 불안 증상, restless, agitation

칼럼 2 인지증 치료약의 그림자

몇 십 년에 걸쳐 많은 신약들이 개발되었고 임상연구가 이루어졌습니다만, 인지증(알츠하이머 병 등)의 발병을 늦춰서 질병 진행을 늦추는 효과가 있는 약물은 현 상황에서는 존재하지 않습니다.

일본의 donepezil의 첨부문서에는 '이 약물이 알츠하이머형 인지증 및 레비소체형 인지증의 병태 그 자체의 진행을 억제한다는 효과는 없습니다'라고 기재되어 있습니다. 환자와 가족, 그리고 의료진은 인지증 치료약에 대해 '무엇을 기대'하고 있는 걸까요.

항인지증약에 기대할 수 있는 것은

- 인지능력 테스트 점수 향상?

- 정신행동증상 테스트 점수 향상?

일지도 모릅니다만, 많은 수의 환자·가족이 바라는 것은

- 환자의 QOL 향상

- 본인의 의향·희망에 따른 생활을 할 수 있도록 인지증의 진행을 억누르거나 늦춘다.

- 간병인·가족의 부담을 경감

- 금전적·인적 비용 절감

일지도 모릅니다. 그러나 코크란에 따르면 환자·가족의 소망을 이뤄주는 약은 '현재 개발된 인지증 치료약 중에서는 없다'고 합니다. 특히 병력이 긴 알츠하이머형 인지증의 경우 24주(겨우 6개월) 이상 효과를 보인 연구 결과가 없습니다. 즉, 알츠하이머형 인지증의 영향을 완화시킬 수는 없다는 것입니다.

또한 '항인지증약이 요양원 입소를 늦춰주지 않을까?'라고 기대하게 만드는 연구도 있었지만, 비교군간 복약 순응도(adherence) 차이가 커서 약의 효과를 정확하게 평가했다고 할 수 없었습니다.

효과가 미미한 항인지증약을 보험적용하는 국가가 많았으나, 그중 프랑스는 이후 donepezil, rivastigmine, galanthamine, memantine을 보험에서 제외하겠다고 발표했습니다. 물론 약물을 사용해서 '효과가 있다'고 느끼는 의료진이나 가족이 있을 수도 있습니다. 그러나 장기적인 효과는 미미하고 부작용이 있는 약물에 한정된 재정을 사용하는 것보다, 환자·가족·간병인에 대한 지원을 하는 것이 중요하다고 생각합니다.

핵심 정리

1. 인지증·섬망은 고령자에게 흔하다. 인지증은 섬망을 유발하는 큰 위험인자
2. 인지증은 환자의 예후가 좋지 않다. 가족·간병인·의료인에게도 영향이 크다.
3. 항인지증약은 질환을 악화시킬 수는 있어도 개선시킬 수는 없다.

관련 블로그 기사

1. 「アメリカでなぜACPが普及しているのか」
   (http://ameilog.com/nobukolapreziosa/2018/07/05/120024)
2. 「入院患者すべてに延命の希望を確認- 内側から見た米国医療 21」
   (http://ameilog.com/atsushisorita/2015/11/23/033937)
3. 「呼吸器疾患と栄養サポート これこそチーム医療」
   (http://ameilog.com/nanamatsumoto/2016/02/09/032201)

참고문헌

1. Ballard C, Gauthier S, Corbett A, et al. Alzheimer's disease. Lancet. 2011;377(9770):1019-31.
2. Borson S, Scanlan J, Vitaliano P, et al. The Mini-Cog: A cognitive 'vital signs' measure for dementia screening in multi-lingual elderly. Int J Geriatr Psychiatry. 2000;15(11):1021-7.
3. Frontiers [Internet]. Automatic Scoring of Semantic Fluency. Available from: https://www.frontiersin.org/articles/10.3389/fpsyg.2019.01020/full.
4. Goldstein NE, Morrison RS. Evidence-Based Practice of Palliative Medicine: Expert Consult: Online and Print. Philadelphia: Saunders; 2012.
5. Hebert LE, Weuve J, Scherr PA, et al. Alzheimer disease in the United States (2010-2050) estimated using the 2010 census. Neurology. 2013;80(19):1778-83.
6. Holtzer R, Tang MX, Devanand DP, et al. Psychopathological features in Alzheimer's disease : course and relationship with cognitive status. J Am Geriatr Soc. 2003;51(7):953-60.
7. http://mini-cog.com/wp-content/uploads/2018/03/JAPANESE-Standardized-Mini-Cog-1-19-16-JP_v1.pdf.
8. https://www.mhlw.go.jp/content/000524702.pdf.
9. https://www.who.int/mental_health/neurology/dementia/dementia_thematicbrief_epidemiology.pdf.
10. McKhann GM, Knopman DS, Chertkow H, et al. The diagnosis of dementia due to Alzheimer's

disease : Recommendations from the National Institute on Aging-Alzheimer's Association workgroups on diagnostic guidelines for Alzheimer's disease. Alzheimers Dement. 2011;7(3):263-9.

11. Monsch AU, Bondi MW, Butters N, et al. Comparisons of verbal fluency tasks in the detection of dementia of the Alzheimer type. Arch Neurol. 1992;49(12):1253-8.

12. Pinholt EM, Kroenke K, Hanley JF, et al. Functional assessment of the elderly. A comparison of standard instruments with clinical judgment. Arch Intern Med. 1987;147(3):484-8.

13. Plassman BL, Langa KM, Fisher GG, et al. Prevalence of Dementia in the United States: The Aging, Demographics, and Memory Study. Neuroepidemiology. 2007;29(1-2):125-32.

14. Reuben DB. Geriatrics at Your Fingertips 2019. 21st ed. New York: American Geriatrics Society; 2019.

15. Tsoi KK, Chan JY, Hirai HW, et al. Cognitive tests to detect dementia: a systematic review and meta-analysis. JAMA Intern Med. 2015;175(9):1450-8.

16. What is frontotemporal dementia? [Internet] TrustMyPaper. Available from: http://www.ftdrg.org/wp-content/uploads/Test-Instructions.pdf.

8장

섬망이 있다면 어떻게 해야 할까? (고령자의 인지기능장애)

Entitise should not be multiplied beyond necessity.

Patients can have as many diseases as they damn well please.

- Occam's razar and Hickham's dictum

어떤 것에 대해 설명하기 위해 필요 이상으로 많은 가정을 하는 건 옳지 않다.

환자가 하나의 질환만 앓고 있을 거라고 확신할 수 없다.

Occam's razar applies to under 50 and Hickam's maxim applies to over 50.

- Harrison (1900-1978)

오캄의 면도날은 50세 이하, 히컴의 격언은 50세 이상에게 잘 들어맞는다.

7장에 이어서 고령자의 인지기능장애 중 하나인 '섬망'을 다루겠습니다.

핵심포인트 1

섬망은 흔하지만 놓치기 쉽다

'섬망이란…?' 뭘까요. 한마디로 말하자면,

'상태가 평소랑 다르다'는 것

입니다. 'DSM-5 정신질환 진단·통계 매뉴얼'에서는 '급성+변동하는 주의력 결여', '인지기능의 변화' 등으로 표현하고 있습니다. 그러나 섬망은 크게 나눠서

- 행동으로 나타나는 과활동성 섬망(hyperactive delirium)
- 증상을 알기 어려운 저활동성 섬망(hypoactive delirium)
- 그리고 이 두 가지가 나타나는 혼합형 섬망(mix delirium)

의 3가지 패턴이 있으며, 언뜻 전혀 다른 상태로 보이는 과활동성, 저활동성 섬망을 하나의 '섬망'으로 정의하는 것은 섬망을 이해하기 어렵게 만들고 있다고 할 수 있겠습니다. 반대로 말하자면 섬망은 다양한 증상·증후를 뜻하며, '뭔가 이상한데…?', '평소랑은 좀 다르잖아…?'라고 생각이 들었을 때 "'섬망'일지도 모른다고 생각이 들면 십중팔구 섬망"이라고 할 정도로 고령자에게 흔한 질환입니다.

● 왜 고령자가 섬망에…?

고령자의 섬망 발병 위험인자는 다양합니다. 인지기능장애와 프레일티, 만성질환(신부전 등), 시력·청력 저하 등 '노년증후군', '신체기능 저하상태', '(고령자에게서 생기기 쉬운) 약물 부작용' 등 다양한 요인이 존재하는 고령자는 섬망 발증 고위험군에 속합니다. 그리고 '탈수', '감염증', '심근경색과 폐렴' 등 급성질환과 '병원이라는 익숙하지 않은 환경'이나 '요도 카테터·수액라인·신체구속', '관리가 안되고 있는 통증' 등 추가적인 위험인자의 결과가 섬망이라는 형태로 나타나는 것입니다(그림 2-13).

유독 인지증 환자가 섬망 발병 위험이 높고(약 5배), 반대로 섬망 환자 2-3명 중 한 명은 인지증이 병발한다고 합니다. 또한, 약물이 섬망의 원인이 되는 경우도 많으며 12-39%가 약물과 관련되어 발생한다고 합니다.

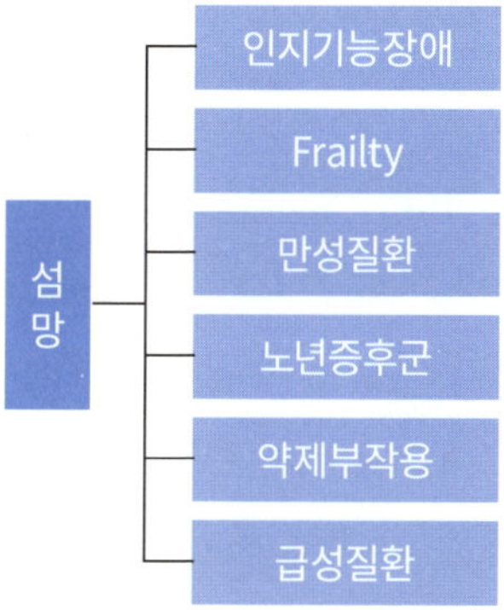

그림 2-13. 섬망 발병 고위험군 요인을 갖고 있는 고령자

핵심포인트 2

섬망은 '병명'이 아니라 증상이며 증후이다

하지만 오컴의 면도날이라는 것을 배웠습니다. 여러 가지 증상이 있어도 원인은 하나라고…

맞습니다. 비교적 젊은 환자나 소수의 만성 질환이 병존하고 있는 환자에게는 이 격언이 유효합니다. 그러나 고령자의 섬망에 관해서는 대부분 '히컴의 격언'이 유효합니다. 이는 '환자가 하나의 질환만을 앓고 있다는 보장이 없다'를 뜻합니다. 즉, 섬망의 배후에는 수많은 위험인자와 원인이 되는 급성·만성 질환이 숨어있다는 것입니다.

● 입원 중인 고령자에게 높은 확률로 생기며 예후도 좋지 않다.

고령 환자의 섬망 발병 위험은 대단히 높으며 특히 급성기 병원에서는 3명 중 한 명의 고령자에게 섬망 증상이 있다고 합니다. 또한 입원하고 퇴원하기까지 60%에 가까운 환자가 섬망 증상을 보인다고 알려져 있으니 상당히 흔한 증상이라 할 수 있겠습니다.

게다가 병원 내에서 섬망 환자의 사망률은 22-76%, 퇴원 후 1년간을 살펴보면 35-40%으로 굉장히 높으며, 비섬망 환자와 섬망 환자의 사망 위험을 비교하면 5배 이상 차이가 납니다. 또한 입원 시의 섬망과 사망률의 관련성은 퇴원 후 몇 년 동안 지속된다는 보고도 있어 예후가 매우 좋지 않습니다(섬망 환자와 비섬망 환자의 3년 후의 사망 위험률 차이는 2.2배). 당연하게도 1) 입원기간의 연장 및 재입원, 2) 재활치료 기간 연장, 3) 필요한 간병·치료 증가로 의료비와 가족에의 부담이 커집니다. 미국에서는 연간 80억 달러의 의료비가 섬망에 사용되었습니다.

또 한 가지, 섬망 예후 악화는 과활동성 섬망이든 저활동성 섬망이든 별다른 차이가 없다는 것을 강조하고 싶습니다. 병동에서 불온(agitation)[12]이 생긴 환자든 낮 시간에 말을 걸어도 의식이 몽롱한 환자든 비슷한 정도로 예후가 악화된다는 것을 알아둡시다(그림 2-14).

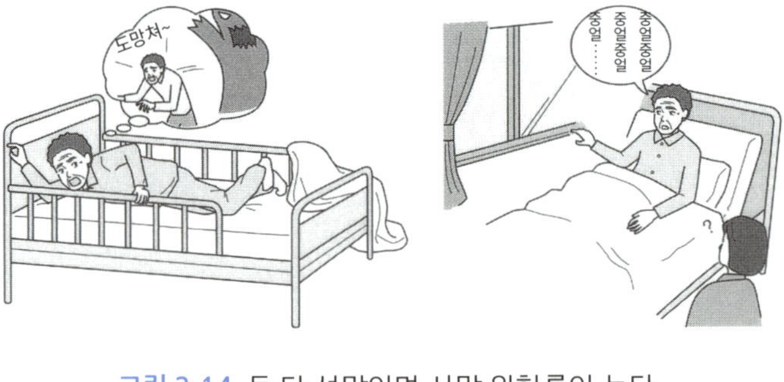

그림 2-14. 둘 다 섬망이며 사망 위험률이 높다.
불온이 생긴 환자(좌)와 침대에 누워서 멍하니 있는 환자(우)

12 역자 주: 불안, 초조로 난동을 피우는 것을 일컫는다. 과활동성 섬망.

핵심포인트 3

CAM으로 섬망을 놓치지 말고 팀으로 대응하라

섬망을 놓치는 이유는 일단 첫 번째로 섬망을 심각하게 여기지 않기 때문입니다. 그 외에도

- 질환 진단을 검사에 너무 의존한다.
- 의식상태, 인지기능평가를 개인과 팀이 체계적으로 하고 있지 않다.

등을 생각할 수 있습니다.

\# 입원 시 루틴으로 혈액검사, 심전도, 흉부 X-ray 촬영을 하고 있습니다. 만에 하나 섬망도 고려해서 두부 CT도 찍고 있습니다만…

입원 환자의 섬망을 고려하는 것은 정말 중요합니다. 그러나 일반적인 혈액검사나 영상진단으로는 알아낼 수 없는 섬망도 있을뿐더러, 문진·병상 간호 시에 얻는 정보가 진단의 관건이 되는 섬망을 검사에만 의존하는 의료진이 알아채는 것은 쉽지 않습니다. 불온(예를 들어, 병상에서 난동을 부리는 경우) 등 과활동성 섬망은 그나마 알아채곤 하지만 저활동성 섬망은 많은 경우 놓치고 있는 것이 현실입니다(70% 이상).

또한 섬망은 변동이 있는 증상이기에, 분 단위로 증상이 있다가 없다가 하는 경우가 있습니다. '아침에 혼자서 회진을 돌 때는 아무렇지 않았는데, 교수님과 함께 회진할 때만 섬망 증상이…'라는 일도 자주 일어납니다. 그리고 독거 고령자의 경우 평소 인지기능 상태가 어떠한지 불명확하고, 전에도 말했듯이 섬망의 예후가 나쁘다는 사실을 충분히 알지 못해 섬망 여부를 적극적으로 알아내고자 하는 동기가 부

족하다는 점도 섬망을 놓치는 원인이 됩니다.

섬망 스크리닝을 하면 되지 않을까요? CAM이었던가?

섬망 스크리닝(confusion assessment method, CAM)을 알고 계셨군요. DSM-5 등의 섬망 정의는 임상현장에서 사용하기 어렵기 때문에, 필자의 경우 웹사이트 등에서 섬망 스크리닝·진단툴로 활용할 수 있는 다양한 CAM을 활용하고 있습니다(자세한 것은 다른 책을 참고!). 핵심은

섬망 스크리닝(CAM)

① 급성 발병과 변동적인 경과(acute onset and fluctuating course)
② 주의 산만(inattention)
③ 지리멸렬한 사고(disorganized thinking)
④ 의식 레벨 변화(altered level of conscious-ness)

입니다. 이 중 ①, ②를 충족하고(필수항목) ③ 혹은 ④ 중 하나가 있으면 CAM+이 되고 섬망으로 진단됩니다.

(case)
95세 여성, 병동에서 오늘 아침부터(① 급성 발병) 말을 걸어도 멍하니 있고(② 주의 산만), 때로는 눈을 감고 잠들어버린다(④ 의식 레벨 변화)

CAM을 활용한 진단은 임상현장에선 획기적인 진보였습니다. 많은 의료진(특히 의사 외)이 침상 간호 시 체크리스트처럼 사용할 수 있고 섬망의 조기발견에 공헌하고 있습니다(높은 민감도 94%·특이도 89%). 일반 병동뿐만 아니라 ICU, 응급실, 요양원 등에 최적화된 CAM도 있으며, 섬망의 정도와 pre-섬망(섬망 증상이 겉으로 드러나기 전 상태)을 발견하는 데도 사용되며 여러 언어로 번역되어 세계적으로 사

용되고 있습니다.

그러나 섬망을 제대로 찾아내기 위해서는 어느 정도 통일된 방법으로, 그리고 팀 차원에서 협력할 필요가 있습니다. 왜냐하면

섬망에 대한 지식을 갖고 팀 차원에서 체계적으로 평가를 해 나간다

는 것은 굉장히 어려운 일이기 때문입니다. 의료 현장에 있는 것도 인간이고 CAM을 사용하는 것도 인간입니다. 의사만으로는 도저히 감당할 수 없으며, 침상 간호를 하는 시간이 많은 간호사와 그 외 의료진들도 섬망 발견·진단에 빼놓을 수 없는 존재입니다. 즉, 팀 차원에서의 체계적인 대응이 필요한 것입니다.

칼럼 1 그 외의 섬망 스크리닝 툴

일반병동 병상 간호 시 간단하게 할 수 있는 섬망 스크리닝 툴로는 months backwards test가 있습니다.

- 영어식 월 이름을 역순으로 읽게 한다(예시, 이번 달 영어 스펠링을 역순으로 불러주세요. August → t-s-u-g-u-a).
- 오늘은 무슨 요일인가요?

간단하지만 CAM과 비교했을 때 9할 이상의 민감도가 있습니다.

또 다른 하나는 4AT입니다. 4AT는 사용하기 쉬워 미국 외에서도 많이 쓰이고 있다 합니다. 4AT의 특징으로는

- 2분이 채 안 걸린다.
- 매일의 진료에 활용하기 쉽고 간단하다. 트레이닝이 필요 없다(!)
- 불온·의식 저하 환자에게도 사용할 수 있다(이때까지 테스트가 불가능했던 환자).

등이 있습니다. 이 둘은 어디까지나 스크리닝 툴이지 진단 툴은 아닙니다.

핵심포인트 4

예방과 개입은 하나

CAM이란 우수한 툴이 있음에도, 의료 현장에 널리 알려지지 않고 '다들 놓치기 십상인 섬망'이라는 상황이 지속되는 경우에는 어떻게 하면 좋을까요…. 당연한 말이지만 CAM의 확산에는 시간도 노력도 필요합니다. 극단적으로 말하자면 고령자의 진료, 특히 급성기 병원 입원 중에는 섬망이 발병했던지 아니든지 (혹은 우연히 발병하지 않는 환자도 포함하여) '섬망' 대응을 하는 것이 효과적입니다.

전원 섬망 환자처럼 대응하라니… 무리입니다.

아니요. 무리가 아닙니다. 왜냐하면

섬망 대응과 섬망 예방은 대부분 일치하기 때문입니다.

전에 말했듯이 급성기 병동에서는 고령자의 섬망은 '반드시 발생한다!'라고 생각하는 편이 좋을 정도로 섬망의 발병률은 높습니다. 섬망 발병 시 해야 할 대응(=예방)의 포인트는 다음 2가지입니다.

섬망 대처법(=예방)

1. 고령자 전원(섬망 전단계 & 섬망 환자)에게 비약물치료를 철저하게 한다.
2. 섬망 치료제는 없다. 물리적 신체구속도 약물구속도 치료가 아니다.

그럼 구체적으로 하나씩 살펴봅시다.

핵심포인트 5

약물구속과 물리적 신체구속은 치료가 아니다

1) 비약물요법의 실천

섬망 예방과 대처(악화방지, 조기회복)는 거의 똑같습니다. 즉, 섬망 증상이 나타나기 전부터 예방적 개입을 하는 것은 섬망 시의 초기 대응이기도 합니다. 예로, 급성기 병동 등에서 실천되고 있는 HELP 프로그램에서 섬망 예방에 효과적이라고 평가받는 6항목을 소개합니다.

HELP 프로그램의 섬망 예방 항목 6가지

- 견당식(見当識)·인지에 대한 개입: reorientation(예: 장소와 시간, 입원 이유 등을 설명한다. 창문에 가까운 곳에서 아침과 밤을 인식할 수 있도록 한다) 등
- 보다 질 좋은 숙면을 위한 개입: 조용하고 숙면을 방해하지 않는 환경
- 침상에서 누워만 지내지 않도록 개입: 화장실에 갈 수 있도록 보조, 침대보다는 의자에서 생활하도록 보조, 환경 조성
- 시각 배려: 안경
- 청각 배려: 보청기, 집음기 등
- 탈수 예방: 경구 섭취, 수분 보충 보조

뭐랄까 당연해 보이는 것들뿐이지만, 급성기 병동의 섬망 예방·대처들을 보면 대부분 (입원 전 환경에 비해) 익숙하지 않은 새로운 환경으로부터 환자가 받는 영향을 최소한으로 하기 위한 개입입니다. 그러므로, 딱히 특별하게 생각할 필요 없이

'이 고령 환자는 입원하기 전에 어떤 환경에서 생활하고 있었을까?'
'어떻게 하면 고령자에게 보다 친화적인 의료환경을 제공할 수 있을까?'

를 생각하는 것이 섬망의 예방과 대처의 시작점입니다. 물론 원인 감별(DEEP-IN을 활용)을 하여 원인을 제거하는 것도 중요합니다.

섬망 대처 암기법: 섬망을 발견했을 때 감별진단은 'DELIRIUM'으로

- **D**rugs/Withdrawal(항콜린제, benzodiazepine 이탈증상 등)
- **E**lectrolyte (Na, Ca, 혈당치 등)/**E**ndocrine(갑상선기능 등)
- **L**ine(링거, 심전도 모니터, 폴리카테터, 신체구속 등)
- **I**nfection(감염증)
- **R**etention(요폐, 변비; 변괴)
- **I**ntracranial(뇌경색, 경막하혈종 등)
- **U**remia(탈수)
- **M**ortality (MI, PE 등 치사성 급성질환)

또한 섬망 예방 약물치료와 관련된 연구가 몇 건 있습니다만, 급성기병원 일반 병동의 고령자환자에게 적용하기에는 아직 시기상조인 것 같습니다. 그것보다도 병상 간호에서 제대로 이뤄지지 않고 있는 섬망 예방 조치가 많이 있으니 일단은 예방과 대처를 먼저 합시다.

2) 섬망 치료제는 없다

섬망의 예방과 대처는 '거의 같다'고 말할 수 있는 이유는 섬망에 유효한 치료약이 없기 때문입니다. 그렇다면 섬망 발병 후에는 어떻게 대처하면 좋을까요. 일단 초기 대응으로는 RGA의 DEEP-IN을 활용하여 섬망의 원인과 악화요인이 될 법한 노년증후군을 스크리닝합니다.

- 3Ds (D): 견당식, 인지장애에 대한 배려, reorientation
- Drugs (D): 섬망 고위험 약물(benzodiazepine 등)의 사용을 삼간다.
- Eye& Ear (EE): 시각·청각장애 대응(안경, 집음기 등). 안경이나 보청기를 자택에서 갖고 오도록 한다. 돋보기 안경 대여. 설명은 큰 글씨로. 보청기 대신 집음기로 대화
- P (F)all+Physical function (P): 신체기능 유지. 필요 없는 링거, 모니터, 요도 카테타를 치우고 움직이기 편한 환경을 제공(입원 전의 ADL을 유지할 수 있는 환경과 서포트를 제공)
- Incontinence (I): 기능적 요실금(화장실에 가고 싶지만 서포트가 없어 늦어버린다) 예방과 변비 예방(화장실에서 배뇨·배변을 하는 것이 섬망 예방이자 개입이다. 결코 시간 낭비이거나 쓸데없는 일이 아니다)
- (Insomnia): 숙면할 수 있는 조용한 환경을 제공(빛과 소리를 조절, 필수적이지 않은 바이탈 측정·검사를 삼간다). 밤에는 숙면할 수 있는 환경으로(조용하고 어두운 환경)
- Nutrition (N): 경구섭취, 수분 보충 서포트[적절한 식사 보조, 식사 시간에 타인과 교류(interpersonal contact)하는 것을 섬망의 '예방+개입'이라 여긴다.]

그리고 다음과 같은 접근을 합니다.

섬망의 초기 대응

- 환자·의료진의 안전을 확보
- 물리적 신체구속을 사용하지 않는다.
- 약물 개입(약물구속)을 삼간다.
- 환자와 가족의 심리적 케어, 서포트를 잊지 않는다.

여기서 말하는 섬망 초기 대응에는 항정신병약이 포함되어 있지 않습니다. 다시 말씀드리지만, 섬망을 치료할 수 있는 약이 없기 때문입니다. 할 수 있는 것은 섬망으로 인한 증상(불온 등)을 약물로 억누르는 '약물구속'뿐입니다. Haloperidol, risperidone, quetiapine 등은 환자의 뇌활동을 억제·진정하는, 즉 '뇌를 구속=약물구속'하는 것이며 섬망 그 자체를 치료하는 약은 아닙니다.

그뿐만이 아니라 약물구속은 인지·의식장애와 예후 악화로 이어질 위험이 있습

니다. 비정형 항정신병약도 인지증 환자의 불온 등에 사용 시 유해사고 위험성이 약의 효과보다 상회한다는 보고도 있습니다. 집중치료실에서의 섬망도 항정신병약으로 섬망 기간을 줄일 수 없었습니다.

그렇지만 항정신병약을 쓰지 않고 섬망에 대응할 수 있나요? 물리적 신체구속?

급성기 병원에서 주말·야간 시 사용빈도가 2배가 된다는 신체구속은, 섬망 치료가 아닌 섬망악화와 사망률·유해사고율 상승과 관련이 있습니다. 유감이지만 물리적 신체구속은 환자예후에 악영향만 끼칩니다. 환자에 대한 영향뿐만 아닙니다. 자신과 자신의 가족이 병원 침상에서 구속대에 묶여 있는 것을 상상할 때 받는 정신적 쇼크를 줄이기 위해서도 가능한 한 신체구속은 삼가야 합니다.

[히구치 마사야]

핵심 정리

1. 인지증·섬망은 고령자에게 흔하다. 인지증은 섬망 발병의 큰 위험 요소
2. 섬망은 환자 예후가 좋지 않다. 가족·간병인·의료진에 대한 영향도 크다.
3. 항정신약은 질환을 악화시킬 수는 있어도 개선시키지 않는다.
4. 섬망 환자의 약물구속과 신체구속은 '예방·치료'가 아니다.
5. 섬망의 예방과 치료는 하나라는 점을 명심한다(DEEP-IN을 활용하라).

칼럼 2 미국의 Sitter/Companion 제도

환자가 입원했을 때 가족이 동반하는 것이 아니라, 병원 측에서 간병인을 제공하는 미국 고유의 일대일 간병 서비스입니다. 이 제도는 간호사의 눈이 닿기 힘든 야간 시간대나 섬망 증상이 심한 환자의 신체구속을 피하기 위해, 환자의 침상 옆에 앉아서 지켜보는 '수호자' 역할을 합니다.

'링거나 비위관(L-tube)을 빼버린다'

'침대에서 일어나 돌아다닌다'

이러한 문제들은 신체구속을 사용하지 않더라도 옆에 누군가가 있으면 해결되는 문제입니다. 예를 들어 '그거 링거예요. 만지지 말아주세요'라던지, 낮 시간 깨어 있는 경우 환자에게 말을 걸어서 비위관으로부터 주의를 돌린다던지, 그 외 환자의 동작을 도와주는 것이 이 제도의 장점입니다.

이 간병 서비스에서 간병인은 간병이나 간호 관련 자격증을 갖고 있지 않으며(여유로울 때는 책을 읽거나 스마트폰을 해도 OK) 시급을 받는 아르바이트입니다만, 이상이 생기면 간호를 불러주는 등 대단히 유용한 서비스입니다. 이 제도를 활용하여 '신체구속이나 약물구속 빈도가 줄어듦', '입원기간 단축' 혹은 '간호 부담경감' 등의 효과도 기대할 수 있습니다.

의뢰 시기는 '약물구속·신체구속을 하고자 마음 먹기 바로 직전'인 경우도 있고, 야간 근무에서 일간 근무로 바뀌는 시간대에 '신체구속 대신에, 그리고 약물구속을 줄이기 위해 의뢰'하여 리스크를 줄이고자 하는 경우 등 다양합니다. 물론 비용은 듭니다만(보통 병원 부담), 입원 중의 유해사고 방지와 섬망악화 방지로 퇴원을 하루라도 빨리 할 수 있어서 경제적인 효과도 큽니다(급성기 병원에서는 DRG; 진단군별 분류 등으로 진료비를 청구하기 때문).

저도 조부모가 입원했을 때, 가족이 신체구속 당한 것을 목격하고 말로 형용할 수 없는 감정을 느껴본 적이 있습니다. 그리고 담당의로부터 '링거를 빼려고 했었기에 신체구속을 했습니다'라고 당연하다는 듯이 설명을 들은 기억이 있습니다. 지금 생각하면 '정말 그 신체구속은 필요했었는가'라고 생각하게 됩니다. 또한 친척이 경부골절으로 입원했을 때, 환자가 난동을 피우면 입원이 길어진다는 이유로 24시간 체제로 간병을 할 것을 반강제로 요구받아 가족이 지쳐가는 것을 목격했습니다.

섬망은 환자뿐만 아니라 가족에게도 의료경제에도 악영향을 끼칩니다. 이 제도, 일본에도 도입하는 건 어떨까요….

참고문헌

1. American Psychiatric Association (編). 染矢俊幸, 他 (訳). DSM-5
2. BMC Geriatrics [Internet]. Melatonin for the prevention of postoperative delirium in older adults: a systematic review and meta-analysis. Available from: https://bmcgeriatr.biomedcentral.com/articles/10.1186/s12877-019-1297-6.
3. Bourbonniere M, Strumpf NE, Evans LK, et al. Organizational characteristics and restraint use for hospitalized nursing home residents. J Am Geriatr Soc. 2003;51(8):1079-84.
4. Curyto KJ, Johnson J, TenHave T, et al. Survival of hospitalized elderly patients with delirium: a prospective study. Am J Geriatr Psychiatry. 2001;9(2):141-7.
5. Elderly Cognitive Enhancement Program [Internet]. Delirium Instruments. Available from: https://www.hospitalelderlifeprogram.org/delirium-instruments.
6. Elie M, Cole MG, Primeau FJ, et al. Delirium risk factors in elderly hospitalized patients. J Gen Intern Med. 1998;13(3):204-12.
7. Fick DM, Inouye SK, Guess J, et al. Preliminary Development of an Ultrabrief Two-Item Bedside Test for Delirium. J Hosp Med. 2015;10(10):645-50.
8. Girard TD, Exline MC, Carson SS, et al. Haloperidol and Ziprasidone for Treatment of Delirium in Critical Illness. N Engl J Med. 2018;379(26):2506-16.
9. Inouye SK, Bogardus Jr ST, Charpentier PA, et al. A Multicomponent Intervention to Prevent Delirium in Hospitalized Older Patients. N Engl J Med. 1999;340(9):669-76.
10. Inouye SK, Dyck CH, Alessi CA, et al. Clarifying confusion: the confusion assessment method. A new method for detection of delirium. Ann Intern Med. 1990;113(12):941-8.
11. Inouye SK, Foreman MD, Mion LC, et al. Nurses' Recognition of Delirium and Its Symptoms: Comparison of Nurse and Researcher Ratings. Arch Intern Med. 2001;161(20):2467-73.
12. Inouye SK, Westendorp RG, Saczynski JS. Delirium in elderly people. Lancet. 2014;383(9920):911-22.
13. Inouye SK. Delirium in older persons. N Engl J Med. 2006;354(11):1157-65.
14. Lacasse H, Perreault MM, Williamson DR. Systematic review of antipsychotics for the treatment of hospital-associated delirium in medically or surgically ill patients. Ann Pharmacother. 2006;40(11):1966-73.
15. Lai CKY, Chow SKY, Suen LKP, et al. The effect of a restraint reduction program on physical restraint rates in rehabilitation settings in Hong Kong. Rehabil Res Pract. 2011;2011:284604.
16. Leslie DL, Marcantonio ER, Zhang Y, et al. One-year health care costs associated with delirium in the elderly population. Arch Intern Med. 2008;168(1):27-32.
17. Marcantonio ER, Ngo LH, O'Connor M, et al. 3D-CAM: derivation and validation of a 3-minute diagnostic interview for CAM-defined delirium: a cross-sectional diagnostic test study. Ann Intern Med. 2014;161(8):554-61.
18. Schneider LS, Tariot PN, Dagerman KS, et al. Effectiveness of atypical antipsychotic drugs in patients with Alzheimer's disease. N Engl J Med. 2006;355(15):1525-38.

19. Schofield I, Stott DJ, Tolson D, et al. Screening for cognitive impairment in older people attending accident and emergency using the 4-item Abbreviated Mental Test. Eur J Emerg Med. 2010;17(6):340-2.

20. Sinvani L, Kozikowski A, Pekmezaris R, et al. Delirium: A Survey of Healthcare Professionals' Knowledge, Beliefs, and Practices. J Am Geriatr Soc. 2016;64(12):e297-e303.

21. Wei LA, Fearing MA, Sternberg EJ, et al. The Confusion Assessment Method: A Systematic Review of Current Usage. J Am Geriatr Soc. 2008;56(5):823-30.

22. Young J, Inouye SK. Delirium in older people. BMJ. 2007;334(7598):842-6.

23. 渡邊明. The Confusion Assessment Method (CAM) 日本語版の妥当性. 総合病院精神医学. 2013;25(2).

24. 精神疾患の診断、統計マニュアル. 5th ed. 東京: 医学書院, 2014.

25. 4at [Internet]. WHAT IS THE 4AT? Available from: https://www.the4at.com.

PART 3

고령자진료의 Hot Spot(노년완화케어 등)

9장

통증 평가와 관리 (마약성 진통제, 올바르게 처방하고 있나요?)

Pain is inevitable, suffering is optional.

-고타마 싯타르타

통증은 피하기 어려우나, 고통은 선택사항.

통증은 고령자에게 자주 보이는 증상입니다. 통증은 신체뿐만 아니라 정신적, 사회적으로 다양한 장애를 야기합니다만, 그럼에도 불구하고 충분한 치료가 행해지지 않는 경우가 많습니다. 이번 장에서는 고령자의 통증 평가 및 치료에 대해, 그리고 특히나 어려운 마약성 진통제(Opioid)의 핵심을 전해드리겠습니다. 또한 통증 관리는 질환 말기에서도 중요하기에 완화케어적인 내용도 곁들어서 해설하겠습니다.

서두의 붓다의 말처럼, 이번 장을 통해 통증으로 고통받는 고령자가 한 명이라도 많이 구원받을 수 있기를 간절히 기원합니다.

핵심포인트 1

고령자의 통증 평가 방법은 젊은이들과 차이가 있다

고령자의 통증 평가는 젊은이의 통증 평가에 비해 어렵다고 알려져 있습니다. 이는 다음과 같은 이유 때문입니다.

고령자 통증 평가가 어려운 이유

- 통증의 원인이 하나가 아닌 (다양한 요인들이 얽혀 있는) 경우가 많다.
- 통증을 호소하지 않는 (혹은 호소할 수가 없는) 경우가 있다.
- 인지증과 섬망 등의 인지기능 저하로 통증의 병력청취가 곤란
- 약으로 인한 부작용이 생기기 쉽다.
- 통증 검사와 통증 치료 술기로 인한 합병증이 생기기 쉽다.

그렇다고 해서 통증을 방치해도 된다는 것은 아닙니다. 통증 관리가 불충분하면 다양한 합병증이 생깁니다.

- 섬망
- 불면
- 우울증·불안장애
- 사회격리
- 신체기능 저하
- 응급기관 이용빈도 증가

때문에 고령자 통증 평가·관리 노하우를 배우고, 충분한 통증 관리를 목표로 삼는 것이 중요합니다.

핵심포인트 2

통증 평가, 특히 인지증 환자는 주의가 필요!

고령자, 특히 인지증이 있는 경우 통증 평가의 노하우가 몇 가지 있습니다. Dr. Umeura가 고안한 [고령자의 통증 평가·14가지 포인트]를 소개합니다.

1) '지금'에 집중해서 병력을 청취한다.

- 인지증이 있으면 단기기억에 문제가 생기기에 '언제부터 아픈가'라든지, '전에도 아팠는지'를 물어봐도 전혀 소용이 없을 때가 많습니다. '지금' 아프지 않는가, '지금' 힘든 것은 없는지를 물어봅시다.

2) 대답을 하기 위한 '충분한 시간'을 준다.

인지증이 있으면 대답에 시간이 걸릴 때가 있습니다. 통증이 있는지를 물으면 묵묵히 환자가 대답을 할 때까지 기다립시다.

3) 가족·간병인으로부터 '병력'을 청취한다.

가족·간병인으로부터 통증 '병력'을 청취하는 것이 중요합니다. 특히 현재 이외의 병력을 청취할 때는 반드시 가족의 이야기를 들어봅시다.

4) '통증의 10단계 평가'는 인지증 환자에게 어려울 수도 있다.

그러한 경우 '경도(mild)', '중등도(moderate)', '고도(severe)'의 3단계로 평가하면 좋습니다(예: '통증 강도는 어느 정도입니까? 예를 들어 조금 아픈지, 중간 정도 아픈지, 아니면 꽤 아픈지, 3단계로 평가한다면 어디에 해당할까요?').

5) 인지증이 진행됨에 따라 통증을 호소하기 어려워지지만, 통증을 느끼는 능력은 변화하지 않는다.

중등도·중증 인지증 환자는 통증은 느끼지만 통증을 호소하지 않는 경우가 많습니다. 인지증 환자의 경우 특히 신경 써서 통증 평가를 하도록 합시다.

6) 인지증이 있는 경우 통증은 '다양한 정신·행동변화'로 표출되는 경우가 많다.

인지증 환자의 행동이 변했으면 통증이 원인이 아닌지 항상 생각하는 것이 중요합니다. 어떤 관찰연구에서는 인지증 환자의 통증이 우울과 불안, 분노와도 상관성이 있다고 보고하고 있습니다.

7) 행동의 변화가 있고[위 6)의 경우] 진통제를 투여하여 행동이 개선된 경우, 통증으로 인한 것으로 생각한다.

어떤 연구에서는 중등도 이상의 인지증 환자에게 acetaminophen을 정기 처방했더니, 통증 호소 유무와 관계없이 요양원에서의 활동성이 개선했다는 보고가 있습니다.

8) 인지증 환자는 말이 아니라 '관찰소견'에서 통증의 유무를 판단할 것을 고려한다.

통증이 있으면 표정이 굳어있거나 미간을 찌푸리므로 표정에 주목합시다. 인지증 환자의 '통증 평가 도구'는 여러 가지 고안되어 있는데, 그 중 하나가 PAINAD (pain assessment in advanced dementia)입니다(표 3-1). 이는 중등도 이상의 인지증 환자(MMSE20 이하)에 사용할 수 있으며, 민감도는 높지만(92%) 특이도는 높지 않습니다(61%). 진통제를 투여해보고 그 스코어가 줄어든다면 통증이 있었다고 판단합니다.

표 3-1. PAINAD (pain assessment in advanced dementia)

점수	0	1	2	score
호흡 상태	• 정상	• 노작성(勞作性) 호흡[1]이 가끔 보임 • 단기간의 과호흡	• 노작성 호흡(호흡성 잡음 있음) • 과호흡 • Cheyne-Stokes breathing	
발성 상태	• 없음	• 가끔씩 신음소리 • 목소리가 작음	• 반복해서 너스콜을 함(도움을 구함) • 심한 앓는 소리, 신음소리 • 울고 있음	
얼굴 표정	• 미소 혹은 무표정	• 슬픈, 겁먹은 표정 • 미간을 찌푸림	• 찡그린 얼굴	
몸짓 표현 (body language)	• 편안한 상태	• 긴장하고 있음 • 산만하게 돌아다님 • 안절부절 못함	• 경직된 자세 • 주먹을 쥐고 있음 • 무릎을 안고 있음 • (사람이나 물건을) 붙잡거나 밀어냄 • 팔을 휘두름	
진정시킬 수 있는가	• 진정시킬 필요가 없음	• 말을 걸거나 몸을 쓰다듬는 걸로 진정됨	• 진정시키거나 주의를 돌릴 수가 없음	
				합계

1-3점: 경도의 통증, 4-6점: 중등도의 통증, 7-10점: 고도의 통증

1 역자 주: 신체활동, 운동 등 평소보다 힘든 일을 할 때(勞作) 예전과는 달리 숨이 더 가빠오는 것을 말한다.

9) 인지증 환자의 경우, 통증이 동반되는 질환·술기는 통증을 호소하지 않더라도 '통증을 느끼고 있다'고 생각하는 편이 좋다.

인지증 환자도 통증을 느낀다는 사실은 변하지 않습니다. 통증을 느낀다는 것을 표현하지 못하는 것뿐입니다.

10) '전신 신체 소견'을 반드시 살핀다.

'아프다'고 말을 하지 않아도 실제로 눌러보면 '아파하는' 경우가 많으므로, 전신 신체 소견을 반드시 살펴보도록 합시다.

11) 인지증·섬망의 유무는 통증 평가에 크게 영향을 주므로 통증 평가 시 '인지기능·섬망 스크리닝'을 검토한다.

통증을 주 증상으로 내원한 환자도 Mini-Cog나 CAM (confusion assessment method)을 사용하여 인지기능·섬망 스크리닝을 해놓으면 통증 평가에 도움이 되는 경우가 있습니다(8장 참고).

12) 급성통증은 원인을 특정할 수 있는 경우가 많지만 만성통증은 보통 특정이 곤란하다.

통증 환자를 본다면 '왜 아파하는 걸까…?'를 생각하도록 합시다. 그러나 고령자의 통증은 다양한 요인이 복잡하게 얽혀 있는 경우가 많고 원인 특정이 현실적이지 않은 경우도 많습니다. 그러므로 통증의 원인을 치료하는 것이 아닌 통증 자체를 치료하는 것이 필요합니다.

13) 검사 오더는 예후·치료의 목표를 고려해서 오더한다.

특히 말기이거나 누워만 있는 경우 검사 자체가 부담이 되는 경우도 있고, 그 원인이 특정된다고 해도 그 원인을 제거할 수 없다면 검사하는 의미가 없겠죠. '무엇을 위해 검사하는 것인가', '그 결과에 따라 치료가 어떻게 바뀌는가', '목표는 무엇인가'를 고려하여 검사 시행 여부를 판단합시다.

14) 통증이 신체기능에 '어떻게 영향을 끼치고 있는가'를 평가한다.

고령자는 통증으로 신체기능에 장애가 생기는 경우가 많으므로 생활에 미치는 영향을 가볍게 보지 않도록 합시다. 기능장애로 생활에 지장이 생기면 통증 치료와 함께 IADL(수단적 일상생활동작)/ADL(일상생활동작)에 대한 서포트를 제공하는 것도 검토합니다.

핵심포인트 3

통증을 없애는 것만을 목표로 하면 안 된다

핵심포인트 2의 [고령자의 통증 평가·14가지 포인트]를 고려하여 통증을 평가하고, 원인을 특정할 수 있는 경우는 특정하고 가능하다면 원인을 제거하도록 합시다. 그러나 고령자의 경우 원인이 복잡하게 얽혀 있고 원인 제거가 가능하지 않은 경우가 많으며, 만성통증이 되어 장기간 환자에게 영향을 끼치는 경우도 있을 것입니다. 여기서는 이와 같이 원인 제거가 어려운 경우 '통증 자체를 어떻게 치료할 것인가'에 대해 설명하겠습니다.

● 치료의 목표를 정한다

만성통증의 경우, 통증을 완전하게 제거하는 것은 거의 불가능하다고 생각하는 편이 좋습니다. 그러므로

환자에게 '허용할 수 있는 범위의 통증의 정도'를 묻고 이를 목표로 삼도록 합시다.

또한 기능장애가 생긴 경우, 그 기능이 조금이라도 개선되는 것을 목표로 삼아도 좋을 것 같습니다. 어찌 되었든 통증 관리의 현실적인 목표를 정하고, 그것을 환자에게 설명하여 과도한 기대를 하지 않도록 하는 것이 중요합니다(예: '현재 통증 강도가 10단계 중 9이지만 4 정도의 통증이라면 참을 수 있다'는 경우, 일단 4가 되도록 진통제를 조절한다. 혹은 통증으로 자택에서 나오지 않는 경우 '산책을 나갈 수 있도록 한다'와 같은 목표를 세운다).

● 비약물요법(Method 1)

고령자는 약물로 인한 부작용이 생기기 쉽기에 비약물요법을 반드시 검토합시다. 이를 단독으로 하면 효과가 적고 즉효성이 떨어질지도 모르지만, 약물요법과 병용함으로써 약물을 줄일 수 있고 약물로는 대처하기 힘든 통증에 대해 효과적인 경우도 많습니다. 비약물요법은 다음과 같은 것이 있습니다.

> 물리치료, 운동, 마사지 요법, 태극권, 뜸, 인지행동요법, 명상, 요가

● 우울증·불안장애에 대한 대응(Method 2)

고령자는 '우울증·불안의 신체증상으로서 통증이 출현한다' 혹은 '만성통증으로 우울증·불안장애에 걸린다'는 경우가 많으므로, 우울증·불안장애 평가를 시행하여 필요에 따라 SSRI (Selective Serotonin Reuptake inhibitor)나 SNRI (serotonin-noradrenaline reuptake inhibitor), 정신요법 등으로 치료를 하면 통증도

좋아지는 경우가 있습니다.

● 약물요법(Method 3)

● Acetaminophen

고령자의 경도·중등도 통증에 대해서는 acetaminophen이 약물요법 중 제1선택지가 됩니다. Acetaminophenn은 현존하는 약물 중에서 가장 안전성이 높은 약물 중 하나이므로 적극적으로 사용하고 있습니다. 고령자는 하루 최대량인 1일 3 g (1 g을 1일 3회)을 사용합니다. 또한 간장애가 있어도 2 g/일 정도라면 사용할 수 있습니다. 자주 'acetaminophen은 잘 안 듣는다'고 하는 환자·의사가 많습니다만, 그것은 '용량이 부족하거나 제대로 정기적으로 복용하지 않는다'는 것이 원인인 경우가 많습니다. 한 번에 많은 양을 복용해도 그다지 효과가 좋지 않습니다. 하지만,

1 g을 하루 3회 복용하도록 하면 놀랄 정도로 효과가 있다

는 걸 경험하실 겁니다. Acetaminophen 이외의 진통제는 부작용 위험이 크기에 반드시 acetaminophen을 가장 먼저 고려해 봅시다.

● NSAIDs

항염증작용이 진통 효과가 있을 것이라 여겨지곤 하는데, NSAIDs는 효과가 있는 경우도 있지만 부작용 위험이 굉장히 크므로 고령자에게 사용(특히 장기투여)은 추천하지 않습니다. 일본에서는 NSAIDs 처방이 많고 loxonin이나 voltaren을 위장약과 병용하여 정기적으로 복용하도록 하는 일이 횡행하고 있다고 합니다만, 이는 바람직하지 않습니다. NSAIDs는 위점막출혈 외에도 다양한 부작용이 있으니 '위장약을 처방했으니 안심'이라는 건 바보 같은 행동입니다.

주요한 부작용으로서 '신장장애', '부종', '고혈압', '항혈소판작용', '심혈관 문제'등이 있습니다. 또한 NSAIDs는 약물 부작용으로 인한 입원 원인 약물 중 최상위

권에 있습니다. 즉 고령자에게는 되도록 NSAIDs 처방을 피하는 것이 정답입니다. 만약 NSAIDs를 사용하는 경우에는 가능한 한 단기간에, 용량도 줄여서 사용합시다. 또한 naproxen은 심혈관계 위험이 그 외의 NSAIDs에 비해 낮다는 연구 보고가 있으므로 비교적 자주 사용되고 있습니다.

● 마약성 진통제

일본에서는 마약성 진통제의 사용량이 다른 나라에 비해 굉장히 줄어들고 있습니다(그림 3-1). 이것은 문화적 요인과 법적 요인도 있겠지만, 의사의 마약성 진통제에 대한 '부담스러움', '경험부족', '오해'도 큰 관련이 있다 생각합니다. 물론 미국처럼 적극적으로 마약성 진통제를 처방하라는 말은 아니지만, 마약성 진통제가 없으면 통증 관리가 어려운 경우도 있습니다.

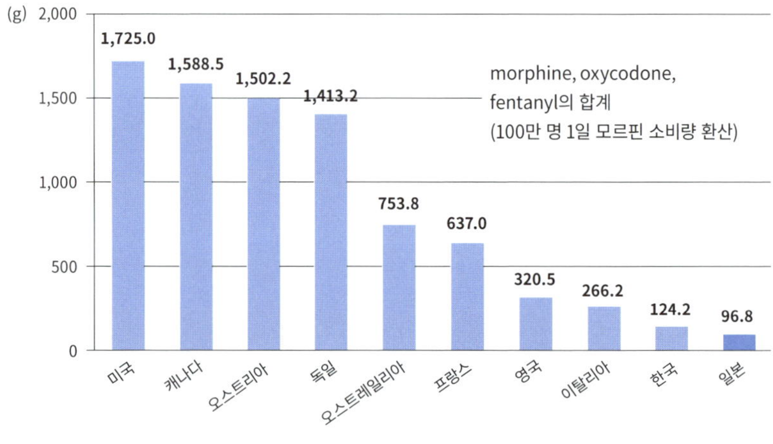

그림 3-1. 세계의 마약성 진통제 사용량 비교

[100만 명 1일 모르핀 소비량 환산(g)] 2007-2009. 국제마약통제위원회(INCB) 보고. 통계를 위해 정의된 1일 투여량(S-DDD: fentanyl 0.6 mg = oxycodone 75 mg = morphine 100 mg)으로 환산

특히 질환 말기에서는 '마약성 진통제가 필요해지는' 경우가 많습니다. 마약성 진통제는 올바르게 사용한다면 효과가 좋고 안전하게 사용할 수 있는 약입니다. 말

기 환자를 다룰 기회가 많은 노년의학과 의사에게 있어, 마약성 진통제 사용법 관련 기초지식은 필수라고 할 수 있겠습니다. 독자 중에서는 마약성 진통제 처방 경험이 별로 없고 부담스러워하는 사람도 많을 테니 다음 해설이 조금이라도 마약성 진통제에 대한 부담감 극복에 도움이 되기를 바랍니다. 또한 마약성 진통제의 처방·취급에 대해서는 관련 법규를 준수해주시길 바랍니다.

핵심포인트 4

마약성 진통제(Opioid)에 대한 부담을 올바른 지식으로 극복

● 마약성 진통제는 어떤 경우에 사용하는가?

앞서 언급한 방법을 검토한 후에도

① 통증 조절 불량
② 급성기 통증
③ 중등도 이상의 통증

인 경우에는 마약성 진통제의 사용을 검토합시다. 단 비(非)암성 만성통증에 대한 마약성 진통제 효과에 대해서는 회의적인 데이터가 많으므로, 그런 경우에는 신중하게 마약성 진통제 처방 개시를 검토합시다.

외래, 자택에서 마약성 진통제를 처방하는 경우에는 '가족의 이해를 얻을 수 있는가', '안전하게 마약성 진통제를 관리할 수 있는가' 등도 중요하므로 환자의 상황을 충분히 평가하도록 합시다.

고령자의 마약성 진통제 사용에 따른 장애 위험은 일반적으로 낮다고 합니다만 완전히 없는 것은 아닙니다. 또한 가족이 유용·전매(流用·転売)하는 일이 미국에서는 문제가 되고 있으므로, 일본에서도 그러한 위험성을 머릿속 한 편에 넣어두는 편이 좋을지도 모릅니다. 이런 식으로 마약성 진통제로 인한 위험성과 유익성을 종합적으로 평가하여 최종적으로 마약성 진통제를 활용한 치료를 시행할지를 결정합니다. 또한 환자의 시간이 얼마 남지 않았다고 생각되는 경우, 위험성보다 유익성이 상회하는 경우가 대부분이므로 주저하지 말고 적극적으로 사용하는 편이 좋습니다.

● 약물 선택

'어떤 마약성 진통제(종류, 제형)가 약국에 있는가', '누가, 어떻게 마약성 진통제를 투여하는가', '신장기능은 어떠한가', '간기능은 어떠한가', '비용', '투여 경로' 등을 종합하여 약물을 결정합니다. 신장기능에 문제가 없다면(creatinine clearance가 30 이상) 미국에서는 morphine이 제1선택지가 됩니다. Morphine은 다양한 제형이 존재하고 비용이 가장 낮기 때문입니다. 그러나 일본에서는 약가가 다르기에 morphine이 꼭 저렴하다고는 할 수 없습니다. 약국과 상담하여 가장 좋은 약제를 고르도록 합시다(표 3-2).

표 3-2. 마약성 진통제 종류

약제	*신장장애 시	간장애 시	특징
Morphine	×	△ (용량, 투여빈도를 줄인다)	다양한 제형이 있고 연구도 많이 되어 있으므로 제1선택이 되는 경우가 많다. 그러나 신장장애 시 금기(독성 대사물인 M6G가 쌓이기 때문)
Oxycodone	△ (용량, 투여빈도를 줄인다)	△ (용량, 투여빈도를 줄인다)	Morphine처럼 다양한 제형이 있다. Morphine에 비해 신장장애가 있어도 어느 정도 안전하게 사용할 수 있다.
Hydromorphone	○	△ (용량, 투여빈도를 줄인다)	일본에서는 최근 사용 빈도가 늘었지만 미국에서는 예전부터 자주 사용되고 있다. 신장기능저하 증례에서 fentanyl · methadone보다 안전성이 높다고 여겨진다.
Fentanyl	○	○	패치와 정맥주사가 있다. 신장장애, 간장애가 있어도 안전하다. 그러나 반감기가 굉장히 짧고 정맥주사라면 연속주사로 사용한다. 경구로도 효과가 있지만 금방 약효가 없어지기 때문에 rescue(속효성 opioid 투여)로 사용하는 경우는 적다. 변비가 비교적 생기지 않는다.
Methadone	○	△ (용량, 투여빈도를 줄인다)	반감기가 매우 길어 부작용 관리가 어렵다. 그러나 NMDA수용체에 대한 작용도 있어, 통상의 마약성 진통제로는 잘 듣지 않는 통증에도 효과를 발휘하는 경우가 있다(특히 신경병성 통증). 신장장애가 있어도 안전하게 사용할 수 있다. 전문가 관리하에 사용해야 한다.
Tramadol	△ (용량, 투여빈도를 줄인다)	△ (용량, 투여빈도를 줄인다)	일명 약(弱)마약성 진통제. 고령자에게는 경련, serotonin 증후군을 야기할 위험성 존재. 그다지 추천하지 않는다.

* Creatinine clearance 30이 기준

투여경로 선택

급성통증에는 정맥주사가 제1선택입니다. 그 이유는 속효성이 있고 용량 조절을 신속하게 할 수 있기 때문입니다.

자택과 외래 혹은 만성통증에는 경구 투여를 선택하는 경우가 많습니다만, 고령자나 말기 환자는 연하기능이 저하된 경우가 있으므로 그런 경우 설하투여 등이 유효합니다. Fentanyl 패치는 피부를 통해 흡수되므로 편리합니다만, 부착 후 체내의 약물농도가 올라가기까지 12시간 이상 걸리기 때문에 급성통증에 쓰기에는 부적합합니다. 급격한 용량의 증감이 필요한 경우에도 같은 이유로 경피 투여는 알맞지 않습니다. 또한 발열과 부착 부위의 염증·발한 등으로 흡수 속도가 달라지기 때문에 주의가 필요합니다.

용량 결정

Opioid-naive(정기적으로 마약성 진통제를 복용한 적이 없는) 환자의 경우, morphine 정맥주사를 1-4 mg부터 시작합니다(경구 morphine이라면 5-10 mg). 특히 프레일티에 해당하는 고령자의 경우 소량부터 시작하여 반응을 보며 증량을 하도록 합시다.

효과 평가

마약성 진통제의 효과를 평가하기 위해서는 약물동태를 아는 것이 중요합니다(표 3-3). 정맥주사는 10-15분 후 효과가 최고치가 되므로 그 시점에서 효과를 평가합니다(반대로 말하자면, 15분 이상 기다려도 더 이상의 통증 개선은 기대할 수 없습니다). 경구(속효성)라면 투여 1시간 후에 평가를 합니다. 그리고 그 시점(peak)에서 통증이 남아있다면 추가로 투여합니다. 남아 있는 통증 정도가 중등도일 경우 본래 투여량의 25-50%, 중증일 경우 50-100%의 양을 추가 투여합니다(예: morphine 정맥주사를 4 mg 투여하고 15분 후 통증 정도가 10분의 9라면 2-4 mg를 추가 투여. 15분 후 통증이 10분의 6이라면 1-2 mg를 추가 투여). 정맥주사의 경우 통증이 충분히 제어될 때까지 이 과정을 15분마다 반복합니다. 경구 복용의 경우 1시간마다 몇 번씩 할 수 없으므로, 추가 투여를 한 번 한 시점에서 통증 관리가 불충분하다면 정맥주사로 전환하는 것도 검토합시다.

표 3-3. 마약성 진통제의 약물동태

투여 경로	효과 발현	효과 peak	효과 지속시간 (신·간기능, 그 외로부터 영향받음)
경구	30분	60분	3-4시간
정맥 주사	5분 이하	10-15분	3-4시간

● 유지량 결정

통증이 지속될 것으로 예상되는 경우 24시간 분량에 해당하는 유지량을 처방합니다. 기본적으로는 상기의 방법을 통해 구한 총량을 1회량으로 하여 신·간기능이 정상이라면 이를 4시간마다 투여, 신·간기능이 저하된 경우, 6-8시간마다 투여합니다. 외래에서 만성통증 등에 대처하는 경우 유지량을 처방하지 말고 일단 둔복(頓服)[2]할 약을 처방, 수일 후에 하루에 얼마나 복용했는지를 평가하고 지속성이 있는 제형을 처방하는 것도 좋습니다.

● 둔복 용량 결정

통증은 보통 파도처럼 하루 중 심해지는 주기가 있으므로 반드시 속효형 마약성 진통제를 둔복(rescue)용으로 처방합시다. 양은 유지량(1일분)의 10%를 1회분으로 처방하는 것이 기본입니다. 최대 효과(peak) 시점이 1시간 이내이므로 투여 간격은 1시간 간격으로 하는 것이 기본입니다.

2 역자 주: 식후 등 정한 시간이 아니라 발작 시, 증상 악화 시에 복용하는 방법.

급성통증 폐암 환자 사례

70세 남성, 전이성 폐암 기왕력. 마약성 진통제 사용 경험 없음. 암성 통증의 급격한 악화로 응급 이송.

마약성 진통제 사용력 없음. 통증의 정도는 10분의 10. Morphine 2 mg을 정맥주사. 15분 후 통증은 거의 그대로 10분의 9. Morphine 정맥주사 2 mg을 추가 투여. 15분 후에 다시 평가하여 통증은 10분의 6으로 개선됐지만 아직도 힘들다고 한다. 지금까지의 합계량이 4 mg이므로 그 25%를 추가 투여. 즉 추가로 1 mg 정맥주사. 15분 후 통증은 10분 4가 되어서 참을 수 있을 정도가 되었다. 즉 총 45분간 2+2+1 = 5 mg을 투여하였고 이 양으로 통증이 10분의 10에서 10분의 4로 개선되었다고 생각한다.

통증이 앞으로도 지속될 것으로 예상되므로 morphine 5 mg 정맥주사를 4시간마다 투여하도록 처방을 내렸다. 1일 유지량은 morphine 5 mg×6회 = 30 mg/일. 따라서 둔복(rescue)의 용량은 유지량의 10%이므로 1시간 간격으로 3 mg가 된다.

최종 처방: Morphine 정맥주사 5 mg을 4시간마다 정맥주사(진통이 유지되고 있다면 스킵), morphine 정맥주사 3 mg을 통증 악화 시 1시간마다 추가로 처방.

(칼럼 1 예제도 참고)

칼럼 1 오피오이드 로테이션

다음과 같은 경우, 마약성 진통제 종류를 변경하는 마약성 진통제 로테이션이 필요(혹은 유효)할 때가 있습니다.

- 투여 경로의 변경이 필요하다(정맥주사에서 경구 혹은 패치로).
- 독성이 발견
- 증량해도 효과가 불충분
- 신장기능·간기능의 악화

● 마약성 진통제 로테이션을 하는 방법

1. 표 3-4를 사용하여 동등한 양을 계산합니다.

표 3-4. 마약성 진통제 등가환산표

마약성 진통제	효과가 같은 용량
Morphine 경구	30 mg
Oxycodone 경구	20 mg
Morphine 정맥주사(oxycodone 정맥주사)	10 mg*
Hydromorphone 경구	7.5 mg
Hydromorphone 정맥주사	1.5 mg

*일본에서는 관례적으로 morphine 정맥주사의 등가를 15 mg(즉, 경구 morphine 30 mg의 1/2)으로 계산한다고 한다. 그러나 필자가 있는 미국에서는 일반적으로 위 비율이 사용되고 있기에 여기서는 10 mg으로 하였다. 또한 oxycodone 정맥주사는 미국에는 존재하지 않지만 morphine 정맥주사와 동등하다고 여겨지고 있으므로 등가도 10 mg으로 하였다.

2. 계산된 양에서 25-50% 줄인 양을 총량으로 시작합니다. 이렇게 하는 이유는 마약성 진통제는 종류별로 용량효과에 개인차가 있이므로 감량하지 않으면 과다투여가 되어버리기 때문입니다(단, 기존의 통증 관리가 충분하지 않아 로테이션을 하는 경우 감량을 하지 않고 시작하는 경우도 있다).

3. 유지 용량이 결정되었으면 이를 기준으로 둔복할 용량(유지량의 10% 정도)을 정합니다.

Fentanyl은 morphine 경구의 1/100을 등가로 계산합니다. 미국과 일본에서의 fentanyl 패치의 용량 표기 방식이 다르므로(미국에서는 패치 용량은 mcg/h로 표기되어 있지만, 일본에서는 mg) 일본에 존재하는 전문서적의 등가환산표를 참고하시길 바랍니다. 또한 methadone은 환산 방식이 굉장히 복잡하므로 전문적인 지식을 갖춘 의사에게 상담을 의뢰하는 것을 추천합니다.

예제1. 앞서 언급한 '급성통증 사례'의 폐암 환자. Morphine 정맥주사 5 mg을 4시간 간격으로 정맥주사하고 있고 통증 관리도 양호. 퇴원을 위해 약물을 MS Contin[3]으로 변경하고 싶은 경우…

등가환산표(표 3-4)에 따르면 'morphine 정맥주사 30 mg/일=morphine 경구 90 mg/일'이므로, MS Contin 30 mg×8시간 간격으로 복용 혹은 MS Contin 40 mg×12시간 간격으로 복용하는 것이 유지량이 됩니다(morphine에서 morphine으로 변경하는 것이므로 감량은 필요 없음). Rescue는 유지량의 10% 정도이므로 염산 morphine[4] 10 mg을 1시간 간격으로 복용하게 됩니다.

예제2. 앞서 언급한 폐암 환자. 신장기능에 약간 저하가 보여 oxycodone으로 변경하고 퇴원시키고 싶은 경우…

등가환산표에 따르면, 'morphine 정맥주사 30 mg/일 = oxycodone 경구 60 mg/일' 입니다. 과다 투여를 예방하기 위해 50%를 줄이면 oxycodone 30 mg/일이 되므로, 유지량은 oxycodone 15 mg을 12시간 간격으로 투여하는 것입니다. Rescue(속효성 마약성 진통제의 둔용)는 총량(30 mg)의 10%는 3 mg이므로 속효성 oxycodone (oxycodone hydrochloride hydrate) 2.5 mg이나 5 mg을 2시간 간격으로 처방합니다. 신장장애가 있으므로 투여 간격을 조금 늘려서 복용합니다. 그러나 양이 부족한 경우도 있으므로 퇴원 후 며칠간은 경과 관찰을 하고 용량 조절을 하는 것이 중요합니다.

3 역자 주: 서방형 morphine
4 역자 주: 속효성 morphine

- **마약성 진통제의 증량**

1일 3회 이상 resque를 사용하는 경우 유지량 부족이 의심되므로 유지량 증량을 검토합니다. 이때 하루에 사용하고 있는 resque의 총량(혹은 그 일부)을 유지량에 가산하는 것이 일반적입니다. 또한 전체적으로 통증이 중등도라면 50% 증량, 통증이 강하다면 100% 증량을 하는 방법도 가능합니다.

예제3. 앞서 언급한 폐암 환자가 퇴원한 후

퇴원 후에는 MS Contin 30 mg×8시간 간격 투여로 관리가 양호했지만, 과거 2주간은 통증이 악화하여 최근에는 rescue인 morphine 10 mg을 1일 4회 사용하고 있었습니다. 때문에 morphine 경구 40 mg을 유지량에 추가하였고 새로운 유지량은 90+40 = 130 mg입니다. 따라서 MS Contin 60 mg을 12시간 간격으로 투여하는 것을 유지량으로 하고, rescue는 120 mg의 10% 정도인 morphine 10 mg (혹은 5 mg)을 1시간 간격으로 투여하게 됩니다.

부작용 관리

마약성 진통제의 부작용 중 가장 심각한 것은 호흡억제이지만, 이 부작용이 나타나기 전에 반드시 의식장애가 보입니다. 즉,

의식장애가 보이면 마약성 진통제를 중지
혹은 감량한다.

는 것이 중요합니다. 반대로 의식이 뚜렷한 상태라면 호흡억제가 문제가 되는 일은 없습니다. 또한 대부분의 부작용은 용량이 일정하다면 신체에 내성이 생겨서 일정 기간 이후 소실합니다(표 3-5). 단, 변비만큼은 절대 없어지지 않으므로 마약성 진통제를 시작할 때는 반드시 완하제(緩下劑)를 병용하여 처방하도록 합시다.

[우에무라 타케시]

표 3-5. 마약성 진통제의 부작용 및 소실시간

부작용	내성이 생겨 소실하기까지의 시간	치료
변비	내성이 생기지 않음(아무리 시간이 지나도 변비의 위험이 있음)	Sennoside 등 장연동을 자극하는 완하제
구역질·구토	7–10일	Metoclopramide, ondansetron
소양감	7–10일	항히스타민제
졸림	36–72시간	중증인 경우 감량, 마약성 진통제 로테이션을 검토
근경련	통상적으로는 감량이 필요	benzodiazepine으로 대처가능(고령자의 경우 투여 주의), 감량, 마약성 진통제 로테이션
호흡억제	굉장히 희박(의식장애가 선행)	마약성 진통제 중지, 중증인 경우 naloxone

칼럼 2 스테로이드

'골성통증(골전이 등)', '신경압박으로 인한 통증', '장막(漿膜)통증(간전이 등으로 간장의 장막이 늘어나서 발생하는 통증)', '염증성 질환으로 인한 관절통', '두개내압 상승에 따른 두통', '장폐색으로 인한 통증' 등에는 스테로이드가 효과가 있는 경우가 있습니다. 그러나 단독 복용으로는 효과가 충분하지 않으므로 마약성 진통제와 병용하여 사용하도록 합니다.

완화케어의 영역에서는 dexamethasone이 자주 쓰입니다. 용량은 정해진 바가 없으나 2-8 mg/일을 1-3회 나눠서 사용하는 경우가 많습니다. 일단은 3-7일간 시험 삼아 투여해보고 효과가 있는지 확인해보는 것이 좋습니다. 그리고 효과가 있다면 투여를 지속하고 서서히 용량을 줄여가며 효과가 유지되는 한계치까지 줄입니다. 장기 투여는 다양한 부작용(소화기궤양, 고혈당, 고혈압, 섬망, 기분장애, 불면 등)을 야기하므로 가능하다면 장기 투여는 삼갑시다.

칼럼 3 신경병성 통증

통증은 다음과 같이 크게 2가지로 나눌 수 있습니다.

- **침해수용성 통증**: 정상 신경을 통해 전달되는 통증. 체성통과 내장통이 있다.

- **신경병성 통증**: 신경 자체의 손상으로 인해 발생한다.

또한 이 2가지가 동시에 존재하는 경우도 있습니다. 침해수용성 통증은 마약성 진통제로 대처가능한 경우가 많지만, 신경병성 통증은 다른 접근법이 필요한 경우가 많습니다. 때문에 통증을 발견한다면 이것은 '침해수용성인가', 아니면 '신경병성인가'를 생각하는 습관을 가집시다. 표 3-6이 신경병성 통증의 감별에 도움이 될 것입니다.

표 3-6. 신경병성 통증의 진단

침해수용성 통증과 신경병성 통증의 감별 증후/증상	YES = 1	NO = 0
통증에 다음과 같은 특징이 있습니까		
- (타는 듯한)작열감	1	0
- 냉감	1	0
- 전기가 흐르는 느낌	1	0
다음과 같은 통증에 동반하는 감각이 있습니까		
- 따끔거림	1	0
- 얼얼함	1	0
- 저림	1	0
- 가려움	1	0
검사		
- 촉감의 저하	1	0
- 바늘 통각 저하[5]	1	0
- 가볍게 만지면 통증이 야기되거나 혹은 악화됨	1	0

0–3점: 침해수용성 통증, 4점 이상: 신경병성 통증의 가능성이 높다.

신경병성 통증에는 SNRI, gabapentin, pregabalin이 효과가 있다고 알려져 있으며, 마약성 진통제에 이러한 약물을 병용하는 것이 포인트입니다(물론 시작할 때는 소량부터 시작하여 천천히 증량). 또한 삼환계 항우울제도 효과가 있지만 고령자는 부작용이 생기기 쉬우므로 그다지 추천하지 않습니다.

신경병성 통증을 완전히 제거하는 건 어렵기에, 환자에게 치료목표를 설명하고 과한 기대를 갖지 않도록 하는 것이 포인트입니다.

5 역자 주: pin prick test

핵심 정리

1. 관리가 불충분한 통증은 '섬망', '우울증', '신체기능저하' 등의 문제를 야기한다.
2. 인지증 환자의 통증 병력은 '지금'에 집중, 비언어적 메시지도 중요
3. 고령자에게는 '마약성 진통제는 소량부터 시작, 조금씩 증량'
4. 마약성 진통제의 효과 판정은 '정맥주사는 15분 후', '경구는 1시간 후' 시행한다.
5. 마약성 진통제로 인한 호흡억제 발생 전에는 의식장애가 먼저…
6. 마약성 진통제 투여 시 변비 대책을 세운다.

관련 블로그 기사

1. 「アメリカでなぜACPが普及しているのか」
   (http://ameilog.com/nobukolapreziosa)
2. 「アメリカ市販薬情報 アセトアミノフェン」
   (http://ameilog.com/c/otc/view/acetaminophen)
3. 「教えてドクターQ&A : 鎮痛薬」
   (http://ameilog.com/c/qa/view/7)
4. 「痛みと Patient Satisfaction と中毒 (1)」
   (http://ameilog.com/miwakokobayashi/2012/05/06/014541)
5. 「痛みと Patient Satisfaction と中毒 (2)」
   (http://ameilog.com/miwakokobayashi/2012/05/06/015055)

참고문헌

1. Borson S, Scanlan J, Brush M, et al. The mini-cog: a cognitive 'vital signs' measure for dementia screening in multi-lingual elderly. Int J Geriatr Psychiatry. 2000;15(11):1021-7.
2. Bouhassira D, Attal N, Alchaar H, et al. Comparison of pain syndromes associated with nervous or somatic lesions and development of a new neuropathic pain diagnostic questionnaire (DN4). Pain. 2005;114(1-2):29-36.
3. Chibnall JT, Tait RC, Harman B, et al. Effect of acetaminophen on behavior, well-being, and psychotropic medication use in nursing home residents with moderate-to-severe dementia. J Am Geriatr Soc. 2005:53(11):1921-9.
4. Chou R, Turner JA, Devine EB, et al. The effectiveness and risks of long-term opioid therapy for chronic pain: a systematic review for a National Institutes of Health Pathways to Prevention Workshop. Ann Intern Med. 2015;162(4):276-86.

5. Donner B, Zenz M, Tryba M, et al. Direct conversion from oral morphine to transdermal fentanyl: a multicenter study in patients with cancer pain. Pain. 1996;64(3):527-34.

6. Dubreuil M, Louie-Gao Q, Peloquin CE, et al. Risk of myocardial infarction with use of selected non-steroidal anti-inflammatory drugs in patients with spondyloarthritis and osteoarthritis. Ann Rheum Dis. 2018;77(8):1137-42.

7. Franceschi M, Scarcelli C, Niro V, et al. Prevalence, clinical features and avoidability of adverse drug reactions as cause of admission to a geriatric unit: a prospective study of 1756 patients. Drug Saf. 2008;31(6):545-56.

8. Jordan A, Hughes J, Pakresi M, et al. The utility of PAINAD in assessing pain in a UK population with severe dementia. Int J Geriatr Psychiatry. 2011;26(2):118-26.

9. Kearney PM, Baigent C, Godwin J, et al. Do selective cyclo-oxygenase-2 inhibitors and traditional non-steroidal anti-inflammatory drugs increase the risk of atherothrombosis? Meta-analysis of randomised trials. BMJ. 2006;332(7553):1302-8.

10. Krebs EE, Gravely A, Nugent S, et al. Effect of Opioid vs Nonopioid Medications on Pain-Related Function in Patients With Chronic Back Pain or Hip or Knee Osteoarthritis Pain: The SPACE Randomized Clinical Trial. JAMA. 2018;319(9):872-82.

11. Malara A, Biase GAD, Bettarini F, et al. Pain Assessment in Elderly with Behavioral and Psychological Symptoms of Dementia. J Alzheimers Dis. 2016;50(4):1217-25.

12. McPherson, Lynn M. Demystifying Opioid Conversion Calculations: A Guide for Effective Dosing. Bethesda: ASHP; 2009.

13. Mishra S, Bhatnagar S, Goyal GN, et al. A comparative efficacy of amitriptyline, gabapentin, and pregabalin in neuropathic cancer pain: a prospective randomized double-blind placebo-controlled study. Am J Hosp Palliat Care. 2012;29(3):177-82.

14. Warden V, Hurley AC, Volicer L. Development and psychometric evaluation of the Pain Assessment in Advanced Dementia (PAINAD) scale. J Am Med Dir Assoc. 2003;4(1):9-15.

15. (独) 国立がん研究センターがん対策情報センターがん情報サービス. がんの統計 '12 13 医療用麻薬消費量 4 モルヒネ, フェンタニル, オキシコドンの合計. 2013.

10장

보다 좋은 완화케어를 위한 마음가짐 (완화케어의 기초)

Why should I have to die, and die in agony? Something must be wrong. Perhaps I did not live as I should have.

From the book『The Death of Ivan Ilyich』

-Leo Tolstoy (1828-1910)

나는 왜 죽어야 하며, 고통 속에서 죽음을 맞이해야 하는가? 무언가가 잘못되었다. 아마도 나는 마땅히 살아야만 했던 삶을 살지 못했던 것이다.

사람이라면 누구든지 죽음을 맞이합니다만, 누구나 다 평안한 죽음을 맞이할 거란 보장은 없습니다. 톨스토이가 묘사한 이반의 죽음처럼 고통으로 가득 찬 죽음을 맞이하는 경우도 있습니다. 의료기술이 발달한 현대에서도 이는 예외가 아닙니다. 그러한 죽음에 동반되는 고통을 조금이라도 덜어줄 수 있도록 완화케어의 기초를 배우고, 평안한 죽음을 맞이할 수 있도록 돕는 것은 의사로서의 중요한 책무입니다. 그리고

고령자진료에서 호스피스[6]는 필수

입니다. 또한 재택의료의 중요성을 강조하는 오늘날의 일본에서는 재택에서 호스피스를 하는 경우도 늘었을 것입니다. 호스피스는 단지 의학적 조치를 모두 중단하고 환자의 죽음을 기다리는 것이 아닙니다. 의사로서 당신만이 할 수 있는 일들이 많이 있습니다. 이번 장에 있는 완화케어의 기초를 확실히 배우고 보다 '좋은 호스피스'를 실천해주시길 바랍니다. 그럼 마지막 때가 멀지 않은 환자에의 접근 방법을 살펴봅시다.

핵심포인트 1

그 의료행위가 환자가 추구하는 목표에 도움이 되는가를 생각한다

● **그 검사·약물, 정말 환자에게 도움이 되나요…?**

일단, 말기 환자를 케어할 때 가장 중요한 것은

스스로의 마음가짐

입니다. 의사들은 학생시절부터 '병을 치료'하도록 철저하게 훈련을 받아왔습니다. 때문에 여차하면 '병을 치료', '수명을 연장'하는 의료를 하기 마련입니다. 하지만 말기 환자에게 있어 치료의 목표가 '증상의 완화'인 경우, '그러한 의료는 도움이 되지 않는다' 혹은 '해가 된다'는 경우가 종종 있습니다. 예를 들어 혈액검사를 해서 칼륨 수치가 7.0이 나왔다고 가정해 봅시다. 보통 같으면 반사적으로 심전도를 의뢰해서 gluconic acid를 주사한다고 하겠죠. 그러나 '그러한 치료가 정말 증상 완화

6 역자 주: 看取り. 환자의 마지막 순간까지 간병하는 간호 행위. 국내 의료진에게 익숙한 용어인 호스피스(hospice)로 번역한다.

에 도움이 되는가…?', 칼륨 수치가 높다고 해서 '그거 때문에 환자가 고통스러워하고 있는가…?'를 잠시 멈춰서 생각할 필요가 있습니다. 애초에 혈액검사 자체가 필요 없었을 수도 있겠죠. 즉, 완화케어의 영역에서는 항상 자신이 행하고자 한 의료행위(그것이 검사이든 투약이든)가

'환자가 추구하는 목표에 도움이 되는가…?'

를 집요하게 생각하고 그 행위를 할지 말지 결정할 필요가 있습니다.

그러기 위해서는 일단 '환자의 목표가 무엇인지'를 환자·가족과 이야기를 나누고 확인해두는 것이 중요합니다. 그 목표를 항상 염두에 두고 치료와 관련된 판단을 해나가도록 합시다(12장 참고).

● 증상 자체를 치료대상으로 여긴다.

완화케어를 할 때 또 한 가지 중요한 마음가짐이

증상 자체를 치료대상으로 여긴다

는 것입니다. 통상적인 의학에서는 증상은 진단을 하기 위한 데이터로 여겨질 뿐이고, 치료의 대상은 증상이 아니라 진단된 질환입니다. 즉, 호흡곤란이 있다면 추가적인 문진과 신체소견을 종합하여 폐색전이나 폐렴 등을 감별, 검사를 하고 폐색전으로 진단이 나왔다면 그 폐색전에 대한 치료를 한다는 것이 보통입니다.

그러나 말기 환자의 경우, 검사를 하기에는 환자의 부담이 크므로 원인을 특정할 수 없는 경우가 많습니다. 또한 만약 원인을 특정했다고 해도 그 치료가 가능하지 않은 경우도 있겠죠. 게다가 그 증상이 하나의 원인이 아니라 다양한 원인이 얽혀서 야기된 경우도 자주 있습니다. 때문에 완화케어의 영역에서는 증상 자체를 치

료대상으로 여깁니다. 즉 앞서 든 예시에서는,

폐색전이 아니라 호흡곤란 자체를 치료한다

는 것입니다. 당연한 말이지만 통상적인 의학과는 전혀 다른 접근이기 때문에 익숙해지는 데 시간이 걸릴 것이라 생각합니다. 그러나 이는 중요한 관점이므로 완화케어를 행할 때 항상 의식하도록 합시다.

Dr. Uemura가 생각하는 end of life 케어의 마음가짐

1. 그 의료행위(검사·투약)가 환자·가족이 추구하는 목표에 도움이 되는지 생각한다.
2. 이를 위해 목표의 정의를 환자·가족과 함께 확인한다.
3. 말기 환자는 검사 부담이 크고 증상의 원인이 특정되지 않을 것을 상정한다(감별불가).
4. 말기 환자는 원인 특정이 가능해도 치료할 수 없을 것을 상정한다(치료불가).
5. 말기 환자는 다양한 원인이 복합적으로 얽혀 있을 것을 상정한다(복합질환).
6. 그러므로 '질환'이 아니라 '증상'을 치료대상으로 여긴다.

핵심포인트 2

목표를 의식하면서 복용약을 검토한다

● 약물 리뷰(검토), 개입의 취사선택을 명확하게 한다.

핵심포인트 1의 사고법에 따라 환자의 복용약을 검토하고 환자의 목표에 반하는(증상 완화에 도움이 안 되는) 약물을 중지하도록 합시다. 예를 들어 당뇨병약, 고혈압약, 고지혈증약 등입니다. 또는 항혈소판약, 항응고제의 복용 중단을 검토할 필요도 있겠군요. 반복해서 말하지만, 목표가 무엇인가를 명확하게 의식하고 환자의 예후를 고려하여 약물을 검토합시다. 분명 불필요한 약들이 많이 발견될 것입니다.

앞으로 몇 주면 돌아가실지도 모르는 환자의 혈압을 140 mmHg 이하로 관리할 필요는 없겠죠. 그러나 예를 들어 심부전 치료를 위해 강압약을 복용하고 있다면 심부전의 증상이 악화되는 것을 예방하기 위해 ACE저해제 등의 강압약은 지속하는 편이 좋을지도 모릅니다. 또한 파킨슨병 약은 중지하면 증상이 나타나므로 복용하기 힘들어도 되도록 지속하는 편이 좋다고 여겨지고 있습니다. 또한 약물에 따라서는 급격한 중지로 인해 '반동·이탈'이 나타날 수 있으므로 주의가 필요합니다.

반대로 증상 완화에 도움이 되는 약물은 지속 복용을 검토합니다. 다만 말기 환자의 경우 대사·배설이 저하되어 있으므로 '기존 투여량만큼 복용할 필요가 없다' 혹은 '부작용이 발생하기 쉽다'와 같은 일이 생길 수 있기에 감량이 필요할지도 모릅니다. 복용하기 힘들어진 경우에는 경구 이외의 투여 경로로 변경할 필요가 있을지도 모르고, 복용을 지속하고 싶어도 지속할 수 없는 경우도 있을 수 있습니다. Case by case로 여러분의 판단하에 '약물의 지속·감량·중지'를 검토합시다.

- '매일 혈당을 측정할 필요가 있는가?'
- '혈압을 몇 번이고 측정할 필요가 있는가?'
- '심전도 모니터가 정말 필요한가?'
- '당뇨병식 등의 식사 제한이 정말로 필요한가?'

등이 있습니다. 목표를 확실하게 파악하고 있다면 지금까지 행해왔던 대부분의 의료행위가 말기 환자에게 의미가 없는 것들이라는 걸 알아채실 겁니다.

때로는 환자·가족이

약물 치료 등 의료적 개입을 중단하는 것을 '의사로부터 버림받았다'

고 착각하여 불안에 떠는 경우가 있습니다. 무언가를 중지할 때는 일단 의사로서 적극적으로 개입할 부분(마약성 진통제로 통증 관리 등)을 설명하고, 그 상태에서 '이 약은 증상 완화에 도움이 안 되고 부작용이 생길 우려가 있으니 중지하겠습니다'라고 설명하는 편이 좋습니다. 그렇게 한다면 단지 의료적 개입을 중단하고 방치하는 것이 아니라는 것을 이해할 것입니다.

핵심포인트 3

다양한 대화를 통해 '최선의 케어' 계획을 세운다

● 다직종연계에 대하여

완화케어에서는 다직종연계를 능숙하게 활용하는 스킬이 필수입니다. 말기 환자의 고통은 다양한 영역에 걸쳐 있는 경우가 많고, 의사만으로는 모든 것을 커버하는 건 불가능하기 때문입니다. 미국에서는 호스피스라는 제도가 있으며 다직종연계로 케어를 제공하는 체제가 완성되어 있습니다만, 일본에서는 그렇지 않을 수도 있으므로 자신이 처한 환경을 다시 한 번 살펴보고 어떤 직종이 자신을 도와줄 수 있는지 확인해봅시다.

다직종연계에서 가장 중요한 것이 커뮤니케이션입니다. 혼자서 모든 것을 하려 하지 말고, 각자 직종의 장점을 의식하며 대등한 눈높이에서 커뮤니케이션을 취하고, '환자에게 최선의 케어를 제공한다'는 공동의 목표를 향해 함께 노력합시다. 당신이 의사라고 해서 꼭 우월한 것도 아니며, 반대로 모르는 것이 있다고 부끄러워할 필요도 없습니다. 다른 직종이 아니면 발견할 수 없는 환자의 일면이 있을 것입니다. 정기적으로 회의를 여는 등 서로의 지견을 공유하고 최선의 케어 계획을 세워가도록 합시다.

● 가족·간병인 지원(Support): '죽음의 과정을 자세하게 설명한다'

완화케어는 어떻게 환자 가족을 지원할 것인가도 관건입니다. 특히 재택 호스피스의 경우 가족에의 지원이 필수입니다. 죽음이 가까운 환자를 간병하는 것은 신체적으로도 정신적으로도 경제적으로도 대단히 부담이 큰 행위입니다. 환자 가족의 스트레스를 항상 신경 쓰도록 합니다. '괜찮으신가요?', '지치진 않으셨나요?'라고 말을 거는 것만으로도 가족은 고마워할 것입니다. 다직종연계를 활용하여 가족의 니즈에 항상 신경을 쓰고 가능한 자원을 제공하여 서포트합시다.

또한 대부분의 가족이 '죽음'을 본 적이 없기에 그 과정에서 다양한 의문이 생기고 불안해하는 경우가 많습니다. 그러므로,

죽음의 과정에 대해 가족에게 자세하게 설명

하는 것이 중요합니다. 자택에서 호스피스를 하는 경우, 급격한 증상 변화가 생긴 경우에 '어떻게 대응해야 하는가(어디에 전화를 하면 좋은가)'에 대해 제대로 계획을 세워두는 것이 필요합니다. 가족의 스트레스가 줄어들면 그만큼 환자에게 좋은 케어를 제공할 수 있으므로 환자 가족 케어에 진심을 다하도록 합시다.

핵심포인트 4

예후 기간은 '범위'로 전달하고 죽음의 과정(Imminent death)에 대해 설명하자

● 예후를 전달한다(11장 참고)

우리 의료인은 '죽음'이라는 단어를 피하는 경향이 있습니다만, 환자의 가족은 환자의 예후를 잘못 이해하는 경우가 많기 때문에 환자가 죽음의 과정에 있다는 걸 제대로 전하는 것이 중요합니다. 또한 환자 본인이 의식이 있는 경우, 본인에게 '어느 정도까지 알고 싶은가'를 물어보고 본인이 예후를 듣고 싶다고 한다면 이를 전달하도록 합시다. 예후를 알게 됨으로써 본인·가족은 '남은 시간을 어떻게 보내고 싶은가 생각'을 할 수 있고 마지막에 만나고 싶은 사람들을 만날 준비, 재산의 처리에도 시간을 쓸 수 있겠죠.

예후의 기간은 '범위'로 답하도록 합니다. 예로 들면 '수시간에서 수일', '수일에 1-2주간', '수주간'처럼 말이죠. 단, 예후 예상에 오차가 있을 수도 있으므로 '어디까지나 예상일 뿐이고 때로 환자가 예상을 뒤집고 우리 의사들을 놀라게 하는 경우도 있습니다. 언제든지 만약의 경우에 준비하는 것이 중요한 것입니다'라고 전합시다.

예후 예상에 도움이 되는 평가 도구 중에 미국의 호스피스에서 사용하고 있는 것으로 Palliative Performance Scale (PPS)이 있습니다(표 3-7). PPS의 산출 방법은 이렇습니다. 일단 좌측 열(보행)부터 우측으로 향하여 해당하는 상태를 고릅니다. 우측 항목으로 갈수록 아래 레벨로만 내려가고 위로는 올라가지 않도록 합니다(예: 주로 앉아 있고 대부분의 동작에 제한은 있지만, 셀프 케어는 가능한 환자; 셀프케어만을 보면 70% 이상이지만 좌측부터 순서로 평가하는 것이므로 실제 PPS는 50%가 된다). PPS레벨이 내려갈 때마다 예후가 짧아집니다. 특히 PPS가 20% 이하가 되면 통상 1주일 안에 사망한다고 여겨집니다.

표 3-7. Palliative Performance Scale (PPS)

PPS레벨	보행	활동과 질환의 상태	셀프케어	경구섭취	의식레벨
100%	자립보행	통상적인 활동이 가능하고 증상도 안정되어 있음	자립	정상	맑음
90%	자립보행	통상적인 활동은 가능하나 경도의 증상이 있음	자립	정상	맑음
80%	자립보행	몇 가지 증상은 있지만 통상적인 활동은 가능함	자립	정상 혹은 감소	맑음
70%	보행량 감소	명백한 증상이 있고 활동에 제한이 있음	자립	정상 혹은 감소	맑음
60%	보행량 감소	증상이 심하고 취미 활동이나 집안일을 할 수 없음	가끔 보조가 필요	정상 혹은 감소	맑음 혹은 혼란
50%	주로 앉아 있거나 누워 있음	심한 증상 때문에 대부분의 동작에 제한이 있음	많은 경우 보조가 필요	정상 혹은 감소	맑음 혹은 혼란
40%	주로 침대 생활	증상이 심하여 거의 활동을 할 수 없음	대부분 보조 필요	정상 혹은 감소	맑음 혹은 기면 경향
30%	일어날 수 없음	증상이 심하여 전혀 활동을 할 수 없음	보조 필요	정상 혹은 감소	맑음 혹은 기면 경향
20%	일어날 수 없음	증상이 심하여 전혀 활동을 할 수 없음	보조 필요	몇 입만 가능	맑음 혹은 기면 경향
10%	일어날 수 없음	증상이 심하여 전혀 활동을 할 수 없음	보조 필요	구강 케어 시에만	기면 혹은 혼수
0%	죽음	-	-	-	-

또한 University of California San Francisco (UCSF)가 관리하는 e-prognosis (https://eprognosis.uscf.edu)라는 사이트는 예후와 관련된 다양한 데이터를 통합한 것으로, 환자의 상태를 입력하면 예후를 계산할 수 있습니다. 영문 사이트입니다만 부디 사용해보시길 바랍니다.

● 죽음의 과정(Imminent death)을 설명한다.

죽음이 가까운 환자는 통상적으로 다음과 같은 증상을 보입니다.

- 초기: 누워 있기만 한다. 경구 섭취를 멈춘다(먹거나 마시거나 하지 않게 된다), 자고 있는 시간이 길어진다.
- 중기: 더욱 의식이 저하한다. 사전천명(死前喘鳴; death rattle)이 보인다(11장 참고).
- 후기: 혼수 상태에 빠지거나 호흡이 불규칙적이게 된다(일시적인 무호흡, Cheyne-Stokes breathing).

이러한 죽음의 과정을 영어로는 imminent death라고 하며, 통상적으로 1일-2주 정도 지속됩니다. 이 과정이 시작되면 모든 과정은 연쇄적으로 일어나고 보통은 되돌릴 수 없습니다. 이 죽음의 과정을 인식하고 가족에게 '죽음의 과정'이 시작되었음을 알리는 것은 가족이 마음의 준비를 하도록 하는 데 중요합니다. 그리고 '어떤 증상의 출현이 예상되는가'를 가족에게 자세히 설명합시다. 예를 들어 '점점 먹거나 마시는 양이 줄어들고, 자는 시간이 하루의 대부분을 차지할 것이며, 호흡이 불규칙적으로 변해갑니다'처럼 말이죠. 그리고 '이러한 증상들은 죽을 때 자연스럽게 보이는 증상'이라고 설명하여 가족의 불안을 덜어줍시다.

● 환자 가족에게 건네는 말

죽음을 목전에 둔 환자를 두고 어쩔 줄 모르는 가족도 있겠죠. 그런 가족에게 필자는 보통 다음과 같은 조언을 해주고 있습니다.

환자는 이야기를 하거나 눈을 뜰 수는 없어도, 귀는 들리는 경우가 있습니다. 청각은 마지막까지 남아 있는 감각이라고 하며 마지막까지 말을 거는 것이 의미가 있다고 합니다. 또한 손을 쓰다듬거나 단지 옆에 있어주는 것만으로도 환자에게 힘이 될 수 있습니다. 이와 동시에 가족에게 무리를 하지 않도록 적절하게 격려의 말을 해주는 것도 중요합니다.

마지막 작별 인사를 하는 것을 권하는 것도 좋습니다. 마지막에 건네는 말로서 '5가지 말(전부 할 필요는 없음)'을 하는 것도 좋다고 합니다.

마지막 이별의 말

- 사랑해요
- 고마워요
- 괜찮아요(forgive you)
- 미안해요(forgive me)
- 나는 괜찮으니까 안심해요

● 사별 후에 건네는 말(감사의 마음을 받아들이고, 의사도 감사의 말을 전한다)

환자가 사망한 후에는 환자의 가족이 의사가 제공해준 치료에 대해 감사의 말을 전할 것입니다. 그때는 겸손보다는 '별 말씀을요'와 같은 말과 함께 감사의 마음을 제대로 받아주는 것이 좋습니다. 그리고 그 환자를 통해 배운 점, 인상에 남은 점 등을 가족에게 전달하며 의사도 감사의 말을 건네는 것이 좋을지도 모릅니다. 예를 들어 '매일 아버님의 간병을 하고 있는 가족분들의 모습을 보고 가족애(家族愛)란 무엇인지 배웠습니다. 정말 감사드립니다'처럼 말이죠. 그 말을 듣고 가족도 조금은 구원받은 기분이 들 것입니다.

[우에무라 타케시]

핵심 정리

1. 호스피스는 모든 의료적 개입을 멈추고 환자를 방치하는 것이 아니다.
2. '목표가 무엇인가'를 항상 의식하며 검사와 약물, 처치를 검토한다.
3. 증상 자체를 치료대상으로 여긴다.
4. 다직종연계를 활용하여 포괄적인 케어를 제공한다.
5. 호스피스는 가족·간병인에의 케어가 특히 중요하다.
6. 예후는 '범위'로 전한다.

관련 블로그 기사

1. 「アメリカでなぜACPが普及しているのか」
(http://ameilog.com/nobukolapreziosa)
2. 「入院患者すべてに延命の希望を確認 - 内側から見た米国医療 21」
(http://ameilog.com/atsushisorita/2015/11/23/033937)

참고문헌

1. Morita T, Tsunoda J, Inoue S, et al. Validity of the palliative performance scale from a survival perspective. J Pain Symptom Manage. 1999;18(1):2-3.
2. Palliative Care Network of Wisconsin [Internet]. Fast Fact and Concept #3: Syndrome of Imminent Death. Available from: https://www.mypcnow.org/wp-content/uploads/2019/01/FF-3-Syndrome-of-Imminent-Death.pdf.
3. Suzanne Goldhirsch. Last Hours of Living. In: Emily C. Geriatric Palliative Care: a practical guide for clinicians. Oxford: Oxford University Press; 2014.
4. Veronese S, Richfield E. Palliative approach to Parkinson disease and parkinsonian disorders. UpToDate. 2023.
5. トルストイ (著), 米川正夫 (訳). イワン・イリッチの死. 東京: 岩波書店; 1973.

11장

완화케어 시 자주 보이는 증상과 그에 대한 케어

The art of medicine is to cure sometimes, to relieve often, and to comfort always

-Ambroise Paré

의학의 핵심(art)은 때때로 치료하고, 자주 도와주고, 항상 위로하는 것이다.

10장에서는 완화케어의 마음가짐에 대해 설명했으므로, 이번 장에서는 완화케어 시 자주 보이는 증상과 대처법을 소개하겠습니다.

핵심포인트 1

호흡곤란은 환자의 주관적 증상이므로, 수치로 측정할 수 없어도 부정하지 않는다

마지막 때가 가까워진 환자에게선 호흡곤란이 자주 보입니다. 예를 들어 완화케어 병동 입원 환자의 경우 사망 직전에는 65%의 환자에게서 호흡곤란 증상이 있었고, 말기 인지증 환자의 경우 사망하기까지 3개월간 30% 이상의 환자에게서 호흡곤란이 있었습니다. 또한 호흡곤란의 빈도와 강도도 죽을 때가 가까워짐에 따라 증가한다는 보고가 있습니다. 죽음 직전에서는 다양한 원인으로 호흡곤란이 생깁니다. 예를 들어 종양의 폐전이, 흉수, 폐렴, 폐수종, 기도 폐색, 빈혈, 대사성 산증(metabolic acidosis) 등이 있습니다. 또한 호흡곤란은 어디까지나 환자가 느끼는 증상일 뿐 수치로 측정할 수 없는 것도 있다는 것을 이해합시다. 만약 SpO_2(경피적동맥혈산소포화도)가 정상치여도 호흡곤란이 생기는 경우는 얼마든지 있으므로 SpO_2만을 근거로 환자의 증상을 부정하지 마시길 바랍니다.

호흡곤란이 생긴 경우 일단 원인을 생각해보고, '치료의 목표'에 부합하다면 원인을 찾기 위한 검사를 검토해봅시다. X-ray로 다량의 흉수가 발견된다면 흉강천자(thoracentesis)로 증상이 극적으로 좋아질 것입니다. 또한 심부전으로 인한 호흡곤란이라면 이뇨제 등의 심부전 치료가 호흡곤란 치료로 가장 효과적이고, COPD(만성폐색성폐질환)로 인한 호흡곤란이라면 약물 흡입 등 COPD에 대한 치료가 가장 효과가 좋습니다. 그리고 신부전 등에서 보이는 호흡곤란의 원인 중 하나인 대사성 산증은 중탄산(重炭酸)을 복용하는 것이 유효한 경우가 있습니다.

폐렴이 의심되는 경우에는 항생제 사용을 검토해도 좋을지 모릅니다만, 폐렴이 완화될 것이라는 보장도 없고 호흡곤란에 대해 즉효성도 없습니다. 그러므로 항생제 사용은 환자나 가족의 치료목표를 고려하여 신중하게 결정합시다.

가족이 희망한다면, 기간을 정해서 시험 삼아 항생제를 사용하는 것도 좋습니다. 그럴 경우에는 '며칠간 투여해서 SpO_2가 90% 이상이 안되면 중지한다'처럼 미리 '기간'과 '효과판정의 기준'(이 기준은 수치 등 객관적으로 판단이 가능한 것이 좋습니다)을 정하는 것이 중요합니다.

그러나 '애초에 검사 자체를 못한다', '그 질환에 대한 약을 쓸 수 없다(혹은 이미 최대량을 쓰고 있다)'와 같은 상황도 있겠죠. 그런 경우에는 접근법을 달리하여 호흡곤란 증상 자체를 완화하도록 합니다.

호흡곤란에 대한 약물요법

마약성 진통제

호흡곤란에 대해 가장 효과가 좋은 약물은 morphine 등의 마약성 진통제입니다. 일반적으로 통증 관리에 필요한 양보다 적은 양이 호흡곤란에 효과가 있다고 합니다. 연구에 따르면 morphine이 가장 의학적 근거(evidence) 수준이 높지만 그 외 마약성 진통제도 호흡곤란에 효과가 있다고 생각해도 무방합니다.

소량부터 시작하여 증상에 맞춰 증량합시다. 통증의 경우(9장 참고)와 마찬가지로 지속적인 호흡곤란이 있는 경우 유지요법으로서 마약성 진통제를 시작하고, 그 10% 정도의 양을 필요시 복용하도록 하여 호흡곤란 악화에 대처합시다.

어떤 마약성 진통제를 선택할지는 통증의 경우처럼 신장기능과 경구섭취 가능 여부, 비용 등을 고려해서 선택합시다.

(처방 예시)
MS Contin 10 mg를 1일 1–2회, morphine HCl(액체) 2–5 mg를 1–2시간 이상 간격을 두고 호흡곤란 시 복용. 정맥주사의 경우 morphine 정맥주사 0.5–2 mg를 4–6시간마다 정맥주사

Benzodiazepine 계열 약물

패닉과 불안으로 인해 호흡곤란 증상이 야기된 경우에는 benzodiazepine 계열 약물 사용을 검토합시다. 보통은 소량의 benzodiazepine을 필요시 사용합니다. 그러나 benzodiazepine이 호흡곤란의 제1선택지인 것은 아니므로, 반드시 마약성 진통제를 사용하고 나서 그럼에도 관리가 안되는 증례에 한정하여 benzodiazepine의 사용을 검토하도록 합시다.

(처방 예시)
Lorazepam 0.5–1 mg을 4시간 이상 간격을 두고 호흡곤란 시 복용

- **SSRI**

또는 SSRI (selective serotonin reuptake inhibitor)도 정신적인 원인으로 인한 호흡곤란에 효과가 있다고 합니다. 단, 우울증에 대한 효과처럼 즉효성은 없으므로 환자의 예후를 고려하여 사용합시다.

- **산소**

환자가 호흡곤란 상태에 있으면 산소 치료를 시작하고 싶을지도 모릅니다만, 그러나 이는 꼭 필요한 것은 아닙니다. 실제로 연구에서 산소를 사용한 군과 무처치군에서의 호흡곤란의 개선을 살핀 결과, 저산소혈증이 없는 경우에는 증상 개선에 차이가 없었습니다. 즉, SpO_2를 측정하여 90% 이하가 아니라면 산소 치료를 시작할 필요는 없다는 것입니다.

한편, 가족이나 환자가 산소 치료를 하는 편이 안심된다는 경우도 있겠죠. 설명을 들은 후에도 요청을 한다면 검토해도 좋다고 생각합니다. 또한 안면(특히 코 점막)에 공기의 흐름이 닿게 함으로써 호흡곤란이 개선되는 것이 알려져 있으므로, 창문을 열어 통기를 좋게 하거나 선풍기 바람을 얼굴로 향하도록 하는 것도 호흡곤란의 개선에 도움이 됩니다.

핵심포인트 2

예후가 좋지 않은 말기 섬망에는 가족 차원에서의 케어를 시도해 본다

- **섬망(말기 섬망)**

사망 시기가 가까운 환자에게 섬망은 굉장히 흔하게 나타나는 증상입니다. 섬망이 질환 말기에 생긴 경우에는 '말기 섬망'이라 불리고 암환자에서 80-90%의 비율로 나타난다고 합니다. 이는 일반적으로 불온(agitation)이라 불리며

- 시트를 벗겨내거나
- 산소 마스크를 떼어내거나
- '우- 우-' 신음소리를 내거나

등과 같은 상태입니다. 언뜻 보면 '통증이 있다' 혹은 '고통스럽다'는 것처럼 보이므로 '말기 섬망'으로 진단하는 것을 놓치는 경우가 자주 있습니다.

말기 섬망은 통상적인 섬망처럼 대다수의 경우 다양한 원인들이 복잡하게 얽혀서 생깁니다. 예를 들어 통증, 변비, 요폐, 탈수, 전해질이상, 감염증, 약물 등입니다. 단, 말기 섬망이 일반적인 섬망과 다른 점은

환자의 예후가 굉장히 좋지 않다

는 점입니다. 때문에 일반적인 섬망과는 조금 다른 접근법이 필요합니다.

일단 중요한 것은 환자 가족에 대한 케어입니다. 죽음 직전에 있는 소중한 사람이 '우- 우-' 신음소리를 내거나, 의미불명한 말을 하거나, 침대 위에서 발버둥치고 있는 상황은 가족 입장에서 보면 공포가 따로 없습니다. 그 모습은 소중한 사람의 죽음의 이미지에 언제까지나 붙어다닐 것입니다. 실제로 말기 섬망은 가족에게 강한 정신적인 스트레스를 준다는 보고가 있습니다. 그러므로 가족에게 '말기 섬망은 자주 있는 일이며, 고통스러워 보이지만 실제로 환자가 고통을 받고 있는 것은 아닙니다'라고 설명하고, 가족의 불안감에 공감을 표하고 도움을 주는 것이 중요합니다. 그리고 다음 방법을 활용하여 증상을 확실하게 관리할 수 있도록 합시다.

말기 섬망의 관리

비약물적 접근

말기 섬망도 통상적인 섬망처럼 먼저 비약물적 접근을 시험합니다. '방에 있는 가구와 물건 위치를 바꾸지 않는다', '익숙하지 않은 사람의 방문을 피한다', '되도록 소음이 들리지 않는 조용한 환경을 조성한다', '안경과 보청기를 제대로 사용한다' 등입니다. 또한 어두운 방에서는 그림자 등으로 환각이 유발되는 경우도 있으므로 기본적으로 제대로 조명이 켜진 밝은 방이 좋다고 여겨지고 있습니다.

원인 특정

가능한 경우 섬망 원인의 특정을 시도해보고 그 원인을 제거합시다. 다만 예후가 굉장히 좋지 못한 상황에서는, 원인을 특정하기 위한 검사가 환자·가족에게 부담이 되는 경우도 많으므로 검사의 목적에 대해 잘 생각하여 검사를 할지 말지 결정합시다. 또한 원인이 막상 특정되어도 사망 시기가 가까운 상황에서는 그 원인을 제거하는 것이 현실적이지 않은 경우도 많으므로, 반복해서 말하지만 '무엇을 위해 검사를 하는 것인가…?', '그 원인을 특정한 경우, 원인을 제거하는 것이 가능한가…?'를 신중히 생각하고 결정합시다.

약물 등의 재검토

복약중인 약을 확실히 검토하고 약물성 섬망의 가능성도 고려합시다. 원인이 될 것 같은 약물을 복용하고 있는 경우, 중지 혹은 다른 약물로 변경이 가능한지 검토합시다.

신체구속구와 카테터, 링거줄, 마스크 등도 섬망의 원인이 되므로 중지할 수 있는 것은 모두 중지합니다.

다른 증상(호흡곤란, 통증, 변비, 요폐 등)을 관리하면 섬망이 좋아지는 경우도 있으므로 다른 증상을 확실히 관리하도록 합시다. 또한 '통증 때문에 신음소리를 내는 것인가', '말기 섬망으로 신음소리를 내는 것인가' 판단이 어려운 경우도 있으므로 그러한 경우에는 진통제를 투여해보고 상태가 개선되는지 확인해 봅시다. 개선이 안 된다면 말기 섬망으로 신음소리를 내는 것이라 판단합니다.

● 탈수·수액

탈수는 말기 섬망의 다빈도 원인 중 하나입니다. 만약 말기 섬망을 관리하는 것이 중요하고 탈수가 원인이라 여겨지는 경우, 기간 한정으로 소량의 수액을 검토하는 것도 좋습니다. 다만 제대로 기긴과 양을 미리 결정하여 가족에게 설명하고 수액을 시작하는 것이 중요합니다. 그렇지 않으면 수액 투여를 끝도 없이 계속 하게 됩니다.

● 약물요법

말기 섬망은 비약물적 치료가 현실적이지 않거나 혹은 효과가 충분하지 않은 경우가 많습니다. 말기 섬망은 증상 관리가 중요한 경우가 많습니다. 증상의 관리가 필요하다고 판단된 경우에는 주저하지 말고 약물요법을 사용합니다.

약물 중 제1선택은 haloperidol입니다. 소량부터 시작하여 비정기적(필요할 때 복용)으로 사용합니다. 필요에 따라 정기적으로 복용해도 좋습니다(비정기적 투여의 경우 0.5-4 mg iv/po/sl/im/sq q1h prn, 정기 투여는 예로 들어 0.5-4 mg q6-12h 등). 추체외로 증상과 QT연장 등의 부작용 우려는 물론 있습니다만, 예후가 한정되어 있고 증상 관리가 가장 중요하므로 적극적으로 사용하도록 합시다.

Haloperidol만으로는 효과가 불충분한 경우 benzodiazepine 계열 약물 추가를 검토합니다. 자주 사용되는 것은 lorazepam입니다(비정기적으로 복용 시 0.5-5 mg iv/po/sl/im/sq q1h prn). 실제로 RCT와 메타 분석으로 haloperidol과 lorazepam의 병용이 말기 섬망 관리에 가장 유효하다고 밝혀졌습니다. 단, benzodiazepine을 사용하면 환자의 의식 레벨이 저하되므로 사전에 이를 가족에게 설명합시다. 환자의 의식이 있을 때 마지막 작별인사를 하고 싶다는 가족도 있기 때문입니다.

또한 도무지 증상 관리가 안되는 경우, 진정제 사용이 필요한 경우가 극히 드물게 있습니다. 이는 전문적인 지식이 필요하므로 이 책에서는 다루지 않겠습니다.

또한 사망 시기가 가까워질수록 환자는 다양한 환각을 보게 됩니다. 특히 많은 경우가 '옛날에 사별한 사람과 친족을 본다'는 것입니다. 많은 경우 그러한 환각은 환자에게 있어 고통스러운 것이 아닙니다. 고통스럽지 않다면 치료할 필요는 없겠죠. 그런 경우에는 '마지막 때가 가까운 환자에게서 흔히 보이는 증상입니다'라고 가족에게 설명하고 불안을 잠재우도록 합시다.

핵심포인트 3

말기 환자의 우울증이 조금이라도 의심된다면 치료를 검토한다

사망 시기가 다가오는 환자에게서 불안·우울은 자주 보이는 증상입니다. '통상적인 환자의 불안·우울'과 '말기 환자의 불안·우울'의 차이점은, 말기 질환의 진행 그 자체가 불안·우울과 비슷한 증상을 야기하므로

그 증상이 불안·우울로 인해 야기된 것인가
아니라면 말기 질환으로 인해 생긴 것인가
구별하는 것이 어렵다

는 것입니다. 예를 들어 우울증으로도 식욕부진·체중감소가 생기지만 이는 암 말기에서도 볼 수 있습니다. 그러므로

말기 환자의 불안·우울증의 진단기준은 확립된 것이 없다

는 것이 현 상황입니다.

치료약은 통상적인 경우와 같고, 불안에 대해 benzodiazepine 계열 약물을 사용합니다. 다만, 고령자의 경우 낙상, 섬망, 기면의 원인이 되므로 위험성을 고려하여 소량부터 시작하도록 합시다. 또한 gabapentin이나 trazodone도 효과가 있습니다. 우울증에는 SSRI가 제1선택지입니다. 부작용은 거의 없으므로 조금이라도 우울증이 의심되는 경우 처방을 검토합시다. 그러나 SSRI가 효과를 내는데 수주간 걸리므로, 예후가 짧고 우울 증상의 치료가 중요하다 여겨지는 경우 methylphenidate 등 정신자극제를 검토합니다(이것은 24시간 정도면 효과를 발휘합니다).

또한 불면도 말기 환자에게서 자주 보이며, 가족으로부터 자주 '아버님이 밤에 주무시지 않아서 곤란하다'라는 말을 듣는 경우가 있습니다. 이러한 경우 수면제를 처방하여 억지로 재우는 것이 아니라, 일단은 '관리가 잘 안되고 있는 다른 증상(통증, 호흡곤란, 섬망) 때문에 잘 수가 없다'고 생각하는 것이 정답입니다. 특히 인지증이 있는 고령자는 증상을 말로 표현할 수 없으므로, 증상 관리가 미흡한 경우가 자주 있어 그것이 불면(혹은 야간 불온)의 원인이 되는 경우가 많습니다. 그러한 경우 무작정 수면제를 처방하지 말고 다른 증상을 확실하게 관리하도록 합시다.

핵심포인트 4

불필요한 항생제는 환자의 죽음을 질질 끌게 만든다

발열은 질환 말기에 자주 보입니다. 원인은 감염증이나 종양열, 약제열, 혈전증 등 다양합니다. 일반 환자의 경우 문진·질찰을 통해 감별을 하고, 검사를 통해 감염증의 유무를 확인하여 감염증이 의심되는 경우에는 항생제를 투여하겠죠. 그러나 말기 환자에게 그러한 접근을 하면 해가 되는 경우가 많습니다. 검사 자체가 부담이 되는 경우가 많고, 감염증을 발견하여 항생제를 시작하려고 해도 마지막 때가 가까워 면역력이 약해진 환자에게 항생제가 효과를 발휘한다는 보장이 없기 때문입니다. 또한 감염증을 치료하더라도 사망 시기가 연장되거나 하지 않으며

오히려 죽음에 이르는 과정을 오래 끌도록

만들지도 모릅니다. 때문에 말기 환자의 발열에 항생제가 도움이 되는 경우는 거의 없습니다. '환자와 가족이 추구하는 목표는 무엇인가…?'를 의식하며 항생제 사용을 검토할 필요가 있습니다.

다들 열이 났던 때를 떠올려보면 아시겠지만 발열은 고통스러운 증상입니다. 그러므로 열 자체를 관리하는 것은 의미가 있습니다. 아이스팩 등을 사용하는 것도 좋겠죠. 약물으로는 acetaminophen 혹은 NSAIDs를 사용합니다. Acetaminophen을 쓴다면 최대량을 사용하는 편이 좋습니다(고령자에게는 1회 1 g, 6시간 이상 간격으로 최대 3 g/일). 경구 복용이 어렵다면 좌약을 사용합니다. 또한 종양열에는 naproxen이 효과가 높다고 알려져 있습니다. 발열이 지속될 것으로 예상되는 경우에는 정기적으로 이러한 약물을 투여하고 발열 자체를 예방하도록 합니다. 스테로이드도 발열에 효과가 있을 수도 있지만, 섬망의 원인이 되는 경우도 있으므로 그다지 사용하지 않는 편이 현명합니다.

핵심포인트 5

왜 수액치료를 하지 않는 것이 '선(善)'인지를 이해한다

식욕부진. 사망 시기가 가까워지면 경구 섭취량도 당연 줄어듭니다. 그러나 이것은 가족 입장에서 보면 큰 스트레스가 될 수도 있습니다. 왜냐하면 가족은 식사를 제공하는 것이 '사랑의 표현'이라고 무의식적으로 여기는 경우가 있고, 환자가 먹어주지 않으면 '거절당했다'고 느끼는 경우가 있기 때문입니다. 또한 먹지 않아서 '굶어 죽는다'거나 수분을 섭취하지 않는 것을 보며 '삐쩍 말라버린다'라고 불안해합니다. 얼핏하면 가족은 환자에게 '좀 더 먹어야 한다니까요'라고 화를 내고, 환자도 가족의 기대에 응하지 못해 죄책감을 느끼게 됩니다.

여기서 가족에게 '먹거나 마시는 양은 사망 시기가 가까워짐에 따라 줄어듭니다. 이는 몸이 먹거나 마시는 걸 필요로 하지 않는다는 증거입니다. 그러니 무리해서 먹일 필요는 없습니다'라고 제대로 설명해 줍시다.

환자가 먹지 않는 것을 보고 불안해져서 링거나 위관(경관 영양법) 등에 대해 문의를 하는 가족이 있을지도 모릅니다. 그러나 죽음 직전에서는 링거가 증상 개선에 도움이 안 되고 오히려 폐수종과 부종의 원인이 되어 환자를 괴롭히므로 시행하지 않는 것이 현명합니다. 예를 들어 말기 암 환자를 대상으로 한 RCT에서 1 L/일의 링거와 100 mL/일의 링거를 비교하였더니, 입마름 등의 증상에서 차이를 보이지 않았습니다. 또한 매일 링거를 맞고 있는 말기 암 환자는 링거를 맞지 않은 환자에 비해 부종과 복수·흉수가 늘었고 불쾌감이 증가했다고 보고했습니다. 여기서도 가족에게 충분한 설명이 필요합니다.

또한 의료인인 당신 스스로가 불안하여 자신의 불안을 해소하기 위해 링거를 처방해버리는 경우도 있을 수 있습니다. 그러나 그것은 환자에게 도움이 안 될 뿐더러 해가 되는 행위이므로, 제대로 자신의 불안을 직시하며 왜 링거를 맞히지 않는 것이 선(善)인지를 이해하고 그 불안을 극복하도록 합시다.

위관도 마찬가지입니다. 이 단계에서는

위관으로 영양을 몸속에 넣어도
그 영양이 활용되는 일은 없으며
공복감을 채우는 데도 도움을 줄 수 없습니다.

또한 오연성 폐렴을 예방할 수도 없습니다. 역으로 섬망의 원인이 되므로 해를 끼칠 뿐이니 절대로 하지 않도록 합시다.

공복감이나 입마름은 몇 숟갈의 경구섭취와 구강 관리, 그리고 얼음을 입에 머금는 것으로 개선된다는 것이 연구를 통해 밝혀졌으므로 이를 가족에게 설명합시다. 예를 들어 '링거나 위관은 입마름과 공복을 줄이는 데 도움이 안되고 오히려 고통의 원인이 됩니다. 입마름과 공복은 약간의 마실 것과 먹을 것을 입에 머금거나, 입안을 물로 적시거나, 얼음을 입에 머금는 것으로 대처할 수 있습니다'라고 설명합시다.

경우에 따라서는 식욕을 자극하는 약(megestrol, dronabinol)을 처방하고 싶겠지만, 무리해서 식욕을 자극하는 것이 '정말로 의미가 있는가', '목표에 부합하는가'를 생각할 필요가 있습니다. 이러한 약물들의 생명 예후 개선에 대한 효과는 증명되지 않았으며, 만일 체중이 늘었다고 해도 그것은 대부분 지방조직으로 인한 체중증가라는 점이 연구로 밝혀졌습니다.

스테로이드로 인한 식욕자극도 마찬가지입니다. 그렇게까지 해서 식욕을 자극할 필요가 있는지 의문입니다. 쉽게 약을 처방하여 환자·가족의 불안으로부터 도망치는 것이 아니라, 제대로 설명하고 식욕저하로 인한 불안을 제거하는 것이 중요하다고 생각합니다.

물론 이 시점에서 식사제한(당질제한, 염분제한, 칼륨제한 등)을 하는 것은 넌센스이므로, 모든 제한을 해제하고 환자가 마지막까지 조금이라도 식사를 즐길 수 있도록 합시다.

● 완화케어는 언제 시작해야 하는가?

호스피스에서 활용할 수 있는 완화케어의 기초를 소개했습니다만, 완화케어는 호스피스처럼 말기 환자에게만 유용한 것은 아닙니다(9장 참고). 실제로는 중증 질환으로 진단된 초기 단계부터 근본적인 치료와 함께 완화케어를 시작하는 것이 옳다는 의견이 많습니다. 일본에서는 심각한 악성 질환에만 완화케어가 적용된다고 착각하는 경향이 있습니다만, 어떠한 중증질환에도 완화케어는 효과를 발휘합니다. 이 책에서는 상세히 다루지 않았지만 이번 장에서 다루고 있는 지식은 중증질환의 초기 단계부터 사용할 수 있음을 말해두고자 합니다.

[우에무라 타케시]

칼럼 1 **Terminal secretion**

사망 시기가 가까워질수록 타액을 삼키는 힘이 약해지고, 인두 안쪽에 타액이 고여 호흡을 할 때마다 노이즈가 생기게 됩니다. 이는 '**사전천명(死前喘鳴; death rattle)**'이라 불리는 증상입니다. 환자는 이미 의식이 없는 상태이며 타액이 고이는 것 자체는 별다른 고통이 아니지만, 가족 입장에서는 '소중한 사람이 질식으로 고통받고 있다'는 인상을 받아 크게 불안해합니다. 가족에게 '이 상황은, 환자가 고통스러워하는 것이 아닙니다'라고 제대로 설명합시다. 또한 꼭 약물치료가 필요한 경우에는 항무스카린제 투여를 검토합시다.

단, 폐질환 등으로 기도분비물이 많은 경우는 약물 효과가 한정적인 경우가 많습니다. 그러므로 가장 중요한 것은 가족에게의 설명이라 할 수 있겠습니다.

핵심 정리

1. 호흡곤란의 제1선택지는 마약성 진통제
2. 질환 말기 섬망은 가족에의 설명이 중요
3. 항생제 치료는 환자의 죽음을 오래 끌 수도 있다.
4. 말기 환자에게 링거·경관 영양은 도움이 되지 않는다.

관련 블로그 기사

1. 「アメリカでなぜACPが普及しているのか」
(http://ameilog.com/nobukolapreziosa)
2. 「エンドオブライフケア」
(http://ameilog.com/motokomartin/2014/02/12/014559)
3. 「呼吸器疾患と栄養サポート〜これこそチーム医療」
(http://ameilog.com/nanamatsumoto/2016/02/09/032201)
4. 「米国で呼吸療法士として働いてみて「延命治療も私の重要な仕事です」」
(http://ameilog.com/eikowieland/2017/03/12/151327)

참고문헌

1. Abernethy AP, McDonald CF, Frith PA, et al. Effect of palliative oxygen versus room air in relief of breathlessness in patients with refractory dyspnoea: a double-blind, randomised controlled trial. Lancet. 2010;376(9743):784-93.
2. Adler ED, Goldfinger JZ, Kalman J, et al. Palliative care in the treatment of advanced heart failure. Circulation. 2009;120(25):2597-606.
3. Breitbart W, Gibson C, Tremblay, et al. The delirium experience: delirium recall and delirium-related distress in hospitalized patients with cancer, their spouses/caregivers, and their nurses. Psychosomatics. 2002;43(3):183-94.
4. Bruera E, Bush SH, Willey J, et al. Impact of delirium and recall on the level of distress in patients with advanced cancer and their family caregivers. Cancer. 2009;115(9):2004-12.
5. Bruera E, Hui D, Dalal S, et al. Parenteral hydration in patients with advanced cancer: a multi-center, double-blind, placebo-controlled randomized trial. J Clin Oncol. 2013;31(1):111-8.
6. Buss MK, Vanderwerker LC, Inouye SK, et al. Associations between caregiver-perceived delirium in patients with cancer and generalized anxiety in their caregivers. J Palliat Med. 2007;10(5):1083-92.
7. Clemens KE, Klaschik E. Symptomatic therapy of dyspnea with strong opioids and its effect on ventilation in palliative care patients. J Pain Symptom Manage. 2007;33(4):473-81.
8. Cohen MZ, Pace EA, Kaur G, et al. Delirium in advanced cancer leading to distress in patients and family caregivers. J Palliat Care. 2009;25(3):164-71.
9. CTS Guidelines and Position Papers Jean Bourbeau, et al. Canadian Thoracic Society Clinical Practice Guideline on pharmacotherapy in patients with COPD-2019 update of evidence, Canadian Journal of Respiratory, Critical Care, and Sleep Medicine. DOI: 10.1080/24745332.2019.1668652.
10. Currow DC, Smith J, Davidson PM, et al. Do the trajectories of dyspnea differ in prevalence and intensity by diagnosis at the end of life? A consecutive cohort study. J Pain Symptom Manage. 2010;39(4):680-90.

11. Fast Fact and Concept #3: Syndrome of Imminent Death [Internet]. Palliative Care Network of Wisconsin. Available from: https://www.mypcnow.org/wp-content/uploads/2019/01/FF-3-Syndrome-of-Imminent-Death.pdf

12. Ferrell BR, Temel JS, Temin S, et al. Integration of Palliative Care Into Standard Oncology Care: American Society of Clinical Oncology Clinical Practice Guideline Update. J Clin Oncol. 2017;35(1):96-112.

13. Galbraith S, Fagan P, Perkins P, et al. Does the use of a handheld fan improve chronic dyspnea? A randomized, controlled, crossover trial. J Pain Symptom Manage. 2010;39(5):831-8.

14. https://www.who.int/news-room/fact-sheets/detail/palliative-care

15. Hui D, dos Santos R, Chisholm GB, et al. Symptom Expression in the Last Seven Days of Life Among Cancer Patients Admitted to Acute Palliative Care Units. J Pain Symptom Manage. 2015;50(4):488-94.

16. Hui D, Frisbee-Hume S, Wilson A, et al. Effect of Lorazepam With Haloperidol vs Haloperidol Alone on Agitated Delirium in Patients With Advanced Cancer Receiving Palliative Care: A Randomized Clinical Trial. JAMA. 2017;318(11):1047-56.

17. Loprinzi CL, Schaid DJ, Dose AM, et al. Body-composition changes in patients who gain weight while receiving megestrol acetate. J Clin Oncol. 1993;11(1):152-4.

18. McCann RM, Hall WJ, Groth-Juncker A. Comfort care for terminally ill patients. The appropriate use of nutrition and hydration. JAMA. 1994;272(16):1263-6.

19. Mitchell SL, Teno JM, Kiely DK, et al. The clinical course of advanced dementia. N Engl J Med. 2009;361(16):1529-38.

20. Morita T, Hyodo I, Yoshimi T, et al. Association between hydration volume and symptoms in terminally ill cancer patients with abdominal malignancies. Ann Oncol. 2005;16(4):640-7.

21. Musso CG, Trigka K, Dousdampanis P, et al. Therapeutic alternatives and palliative care for advanced renal disease in the very elderly: a review of the literature. Int Urol Nephrol. 2015;47(4):647-54.

22. Nathan E Goldstein, et al. Chapter 39 Symptom changes in patients in the last days and hours of life. Chapter 32 Assessing for psychiatric illness in patients with advanced disease. Evidence-Based Practice of Palliative Medicine. Philadelphia, PA: Saunders; 2019.

23. Palecek EJ, Teno JM, Casarett DJ, et al. Comfort feeding only a proposal to bring clarity to decision-making regarding difficulty with eating for persons with advanced dementia. J Am Geriatr Soc. 2010;58(3):580-4.

24. Smoller JW, Pollack MH, Kradin RL, et al. Sertraline effects on dyspnea in patients with obstructive airways disease. Psychosomatics. 1998;39(1):24-9.

25. Wu YC, Tseng PT, Tu YK, et al. Association of Delirium Response and Safety of Pharmacological Interventions for the Management and Prevention of Delirium: A Network Meta-analysis. JAMA Psychiatry. 2019;76(5):526-35.

12장

의료 커뮤니케이션·의사결정·ACP

Good sense is the fairest share of the world (중략) ... Having a good spirit is not enough ; it is important to use it well.

-René·Descartes (1596-1650)

이성(理性)은 이 세상에서 가장 공평하게 분배된 것입니다 (중략) ... 좋은 정신(이성)을 갖고 있는 것만으로는 충분하지 않습니다. 중요한 것은 그것을 잘 사용하는 것입니다.

현대 의료는 복잡하고 다양한 치료의 선택지가 있기 때문에 환자·가족은 어느 시대보다도 의사의 도움이 필요해졌습니다. 적절한 의료 커뮤니케이션·의사결정 지원이 이뤄져야 '환자가 정말 받고 싶어 하는 의료'를 제공할 수 있습니다. 특히 고령자진료는 의료 커뮤니케이션·의사결정 지원이 특히 중요합니다. 왜냐하면

고령자진료에서의 의료 커뮤니케이션·의사결정 지원의 중요성

- 고령자는 생사가 걸려있는 '중대한 의사결정'을 해야 하는 경우가 많다.
  ➡ 기관삽입, 위루, 항암제, 응급수술을 해야 하는지 여부 등
- 인지기능의 저하와 섬망 등으로 본인이 의사결정을 못하고 '대리의사결정'이 행해지는 경우가 많다.
- 만성질환이 복합하게 얽혀있는 경우가 많고 치료의 판단이 단순하지 않다.
  ➡ 젊고 건강한 사람의 맹장수술과 중증 인지증 환자의 맹장수술은 '유익성과 위험성의 판단 방법'이 전혀 다르다.

위와 같은 이유 때문입니다.

또한 이번 장에서는 의료판단에 대해 설명합니다만, 나라에 따라 법령이 다르고 필자도 일본의 법령에 대해 자세히 모르므로 '현지의 법령을 준수하고 그 판단을 지지한다'는 점을 전제로 읽어주시길 바랍니다.

핵심포인트 1

대화주제와 시간을 활용하여 동의능력(Capacity)을 파악한다

● Capacity(동의능력)

수많은 의사결정 지원에 있어서 중요한 것이 capacity(동의능력)의 개념입니다. 일본에서는 그다지 교육이 이루어지고 있지 않습니다만, 이를 이해하지 않고는 윤리적으로 올바른 판단을 할 수 없습니다. 의료에 있어서의 동의능력이란

환자가 의료적 선택지를 판단하는 능력

을 가리킵니다. 이것만으로는 잘 이해가 안되므로 다음 사례를 살펴봅시다.

(case)
70세 여성, 경도 인지증 기왕력 있음. 발열·호흡곤란으로 응급이송. '우- 우-' 신음소리를 내고, 약간 기면 경향. 검사 결과 폐렴이었기에 항생제를 링거로 투약하겠다고 본인에게 설명하였더니 본인이 항생제를 거부. '링거는 싫다'고 반복할 뿐. 그 이유를 물어도 신음소리만 낼 뿐 대답이 돌아오질 않음.

이러한 경우 의사는 환자의 의견을 존중하여 항생제 링거 투여를 삼가야 할까요…? 물론 대답은 'NO'입니다. 이 고령 여성은 폐렴으로 섬망이 생겼을 가능성이 있으며 동의능력이 있다고 생각되지 않기 때문입니다. 이 항생제를 받아들일지 어떻게 할지를 판단하는 능력을 동의능력이라 부릅니다.

의료에 있어 동의능력은 크게 4가지 요소로 구성되어 있습니다.

의료에서의 4가지 동의능력

① 이해하는 능력: 사실을 객관적으로 이해하는 능력(자신이 폐렴에 걸렸고 항생제 복용이 치료라는 점을 이해하는 능력)
② 선택을 표명(表明)하는 능력: 자신의 선택을 타인에게 알 수 있도록 전달하고 그 선택을 일정하게 유지하는 능력('링거는 싫다'고 말로 전하고 몇 번이나 물어도 같은 대답을 할 능력)
③ 상황·결과를 인식하는 능력: 현 상황이 자신에게 어떤 영향을 끼칠지 이해하는 능력(폐렴으로 자신의 생명이 위협받고 있다고 인식하는 능력)
④ 논리적으로 사고하는 능력: 선택지를 비교하고 그 선택을 한 경우의 결과를 논리적으로 이해하는 능력(항생제로 치료하는 경우와 항생제를 거부할 경우를 비교하여, 항생제 치료를 받지 않은 경우 폐렴이 악화되고 최악의 경우 죽을 가능성이 있다는 것을 이해하는 능력)

앞서 보여드린 (case)에서는 '선택의 표명'은 할 수 있지만 '이해력', '인식력', '논리력'이 결여되어 있기에 동의능력이 없다고 판단됩니다. 여기서 중요한 점은, 동의능력이란

'주제(문제가 되는 선택지)'와 '시간'에 좌우된다

는 것입니다. 즉 어떤 환자는 폐렴에 항생제를 사용할 판단을 할 동의능력이 있어도, 말기암에 항암제를 투여한다는 선택(항생제 투여 판단보다 복잡합니다)을 할 동의능력이 없는 경우가 있습니다. 또한 지금 시점에서 어떤 주제에 관해 동의능력을 갖고 있는 환자여도, 내일 섬망에 생긴다면 같은 주제이어도 동의능력을 갖고 있지 않다고 판단되는 경우가 있습니다. 다시 말해 동의능력을 평가할 때는 '어떤 선택에 관한 동의능력을 평가하고 있는 것인가', 그리고 '그 판단이 시간에 따라 변화하는 경우가 있다'는 것을 이해하는 것이 중요합니다.

일반적으로 동의능력을 잃어버릴 위험이 높은 환자는 다음과 같습니다.

- 인지증
- 약물사용장애
- 파킨슨병
- 외상성 뇌손상
- 통합실조증
- 입원 중인 환자
- 중증의 우울증
- 말기 환자

이처럼 고령 환자는 동의능력을 잃어버릴 위험이 높은 경우가 많으므로 고령 환자의 의향을 들을 때는 주의를 기울여야 합니다.

고령 환자 동의능력 평가방법

그렇다면 동의능력은 어떻게 평가하면 좋을까요. 사실 확립된 평가법은 없습니다. 일반적으로는 개방형 질문을 하고 앞서 언급한 4개의 요소를 모두 갖고 있는지를 평가하게 됩니다. 표 3-8은 질문 예시입니다.

표 3-8. 질문별 동의능력 평가 예시

<table>
<tr><td rowspan="4">4개의 요소</td><td>이해</td><td>• 질환 상태에 대해 설명한 후 ‘지금 제가 설명한 것을 자신의 말로 말해주시겠습니까?’</td></tr>
<tr><td>표명</td><td>• ‘지금 설명한 것에 대하여 어떤 선택지를 고르겠습니까?’</td></tr>
<tr><td>인식</td><td>• 진단: ‘현재 건강상 어떤 문제가 있다고 생각하나요?’
• 치료의 이익: ‘만약 이 치료를 받는다면 어떤 효과가 있을 것이라 생각하나요?’
• 치료의 불이익: ‘만약 이 치료를 받는다면 어떤 부작용의 우려가 있습니까?’</td></tr>
<tr><td>논리</td><td>• ‘치료 A보다 치료 B가 우수한 점은 무엇입니까?’
• ‘왜 그러한 선택을 한 건가요?’</td></tr>
</table>

그러나 진료에서 생기는 모든 선택들에 대해 환자의 동의능력을 평가하는 것은 아무리 봐도 현실적이지 않습니다. 때문에 통상적으로는 sliding scale approach로 평가합니다.

동의능력 평가 방법 중 하나, sliding scale approach

- ‘유익성＞위험성’인 선택지
  (예: 탈수증에 수액보충을 하는 것)
- 거부 ➡ 동의능력 평가를 보다 엄격하게 한다.
- 승낙 ➡ 엄격한 평가는 필요 없다.

- ‘위험성＞유익성’인 선택지
  (예: 누워만 있는 암환자에게 화학요법을 하는 것)
- 거부 ➡ 엄격한 평가는 필요 없다.
- 승낙 ➡ 동의능력 평가를 보다 엄격하게 한다.

핵심포인트 2

환자의 가치관에 부합한 대리의사결정을 한다

● 대리의사결정의 방법

환자가 동의능력이 있는 경우 '본인이 선택할 권리'가 있습니다. 때문에 선택의 권리를 포기하지 않는 한 본인이 선택하도록 하는 것이 윤리적으로 옳습니다. 이것은 굉장히 중요한 원리 원칙입니다.

그러나 환자가 동의능력이 없다고 판단되는 경우 어떻게 하면 좋을까요. 통상적으로는 대리의사결정인(대리인)을 찾아 그 사람에게 대리의사결정을 내리도록 합니다. 미국에서는 환자가 대리인을 사전에 지정해둘 수 있습니다(물론 대리인 선택의 동의능력이 있는 상태에서 지명하는 것이 원칙입니다). 이 대리인 선정에서는 환자의 가치관을 가장 잘 이해하고 있고, 환자를 위한 의사결정을 해주는 최적의 인물을 선정하는 것이 중요합니다. 친족일 필요는 없고 친구여도 상관없습니다.

만약 사전에 지명을 하지 않았고 환자의 동의능력도 없으면서 대리결정이 필요한 경우에는, 친족 중 환자와 가장 가까운 순서로 결정됩니다(미국에서는 각 주의 법으로 정해져 있습니다. 뉴욕 주의 경우 '배우자→자녀→부모→형제').

일본에서는 대리인 결정에 대한 엄격한 법률은 없으므로 보통은 환자의 가족이 의논하여 결정하겠죠. 그러나 때로는 가족 내에서도 의견이 충돌하는 경우도 있을 테니, 환자가 건강할 때 대리인으로서 누가 최적인지 물어보고 차트에 기록해두는 편이 좋을 수도 있습니다.

의사결정 방법

① 동의능력 있음 → 본인이 치료를 선택
② 동의능력 없음 → (사전지정 있음) 사전에 지정된 대리의사결정인이 치료를 선택
③ 동의능력 없음 → (사전지정 없음) 친족(일본의 경우, 가족이 의논하여)에서 대리의사결정인을 지정하여 치료를 선택

고령자진료에서는 환자의 동의능력이 상실된 경우가 많고 대리의사결정이 필요한 경우가 많습니다. 그래서 이 대리의사결정이 관건입니다. 미국의 TOP급 병원조차도 대리의사결정의 프로세스를 제대로 따르는 경우는 흔치 않으므로(ICU에서의 가족회의 중 올바르게 대리의사결정이 이뤄진 것은 무려 10% 이하!) 더욱 신중하게 행하지 않으면 안됩니다.

대리의사결정은 다음의 원칙에 따라 이뤄지는 것이 적절합니다.

1) 대리판단원칙(substituted judgement principle)
2) 최선의 이익원칙(best interests principle)

1) '대리판단원칙'이란 '환자가 말을 할 수 있다면, 어떻게 하고 싶다고 말할까…?'를 대리인이 추측하는 것입니다. 물론 사전지시서 등의 명확한 의사표시가 있다면 이를 기반으로 판단합니다. 그러나 그렇지 않은 경우 이때까지의 환자의 과거 언동을 바탕으로 대리인에게 '환자가 취할 법한 선택'을 하도록 합니다. 예를 들어 환자가 과거 '누워만 지내다 요양원에 들어갈 바에는 죽는 것이 낫다'고 반복해서 말했다면 '기관절개를 하여 위루를 만들고 요양원에 보낸다'는 선택은 해서는 안 되겠죠. 그러한 명확한 말이 없는 경우 그 환자의 가치관을 바탕으로 환자가 취할 법한 선택지를 판단하도록 합니다(핵심포인트 4 참고).

자, 이 대리판단으로 생기는 두 가지 함정이 있습니다.

● 대리판단의 주의점과 서포트 방법

● 대리인에게 '어떻게 했으면 좋겠나요?'라고 물어보고 만다.

대리인에 의한 의사결정이 필요한 경우에 자주 하는 실수가 '어머님은 지금 폐렴으로 호흡상태가 나빠져 있습니다. 삽관을 희망하나요?'라고 물어버리는 겁니다. 앞서 말했던 것처럼 대리의사결정은 '환자의 의사를 대리인이 추정하도록'하는 것이 본래의 목적입니다만, '삽관을 희망하나요?'라고 물어버리면 '환자의 희망을 추측'하는 것이 아니라 '대리인의 희망'을 묻는 것이 되버립니다. 그러면 대리인은 '어머니를 잃기 싫다는 마음'과 '어머니가 이걸로 돌아가시면 자신의 탓이 된다'는 생각이 맞물려서, 혹여 사전에 모친이 '절대로 인공호흡기만은 싫다'고 말했더라도 '부디 삽관을 해주세요'라고 환자가 취할 법한 선택과는 정반대의 선택을 해버리게 됩니다.

● '제 어머니라면 이렇게 할 것입니다'

또 하나 주의할 점은 의사가 설명 중 '만약 이 환자가 제 어머니였다면 삽관은 안할 겁니다'라는 식으로 말하는 것입니다. 대리의사결정은 '환자의 가치관'을 바탕으로 하는 것이므로 의사의 의견과는 전혀 상관이 없습니다. 반대로 대리인이 '선생님의 어머님이었다면 어떻게 하실 건가요?'라고 질문하는 경우도 있습니다. 이는 '어려운 선택'이므로 의사에게 도움을 요청하는 경우가 많습니다. 이런 경우 '제 어머니라면…'이 아니라, 대리의사결정의 고통을 인정하면서도 대리판단원칙을 설명하며 '당신의 어머님의 가치관을 바탕으로 판단하는 것이 중요'하다고 전합시다.

● 이러한 함정을 피하기 위해서 중요한 것

① '어머님께서 여기 계시고 말을 할 수 있다면 뭐라고 말하실까요?'

처럼 환자의 희망을 추측할 수 있는 질문을 하는 것입니다. 그리고 대화 중에도 항상 '어머니의 가치관'으로 되돌아가도록 의사가 서포트하는 것이 중요합니다. 몇 번이고 말하지만 대리의사결정은 대리인에게 큰 심적 부담을 줍니다. 따라서 대리인의 감정에 대해 공감을 하며 감정적인 부분을 서포트를 하는 것이 중요합니다. 그리고 대리인의 가치관이 개입될 것 같으면 '어머님을 잃기 싫다는 기분, 너무나도 잘 압니다. 그러나 여기서는 어머님의 생각에 귀를 기울이는 것이 중요하다고 생각합니다'와 같이 그 어려움과 슬픔을 인정하고, 그럼에도 환자의 가치관을 우선하여 올바르게 대리판단을 할 수 있도록 서포트합시다.

② 사전에 환자와 대리인 사이에 충분한 대화가 오갈 수 있도록 한다.

대리의사결정은 굉장히 스트레스가 큽니다. 또한 대리인의 추측이 정확하다는 보장이 없다는 것이 연구를 통해 밝혀졌습니다. 따라서 사전에 대리인이 자주 환자와 대화를 나누는 것이 중요합니다(핵심포인트 3의 ACP 참고).

다음으로 2) 최선의 이익원칙(best interests principle)입니다. 이는 기본적으로는 '그 상황에 있는 사람이 일반적으로 취할 만한 선택을 한다'는 것인데, 결국 '목숨을 구하는 선택'을 한다는 뜻과 같습니다. 예를 들어 20대 남성인데 충수염과 복막염이 병발한 환자의 대리의사결정을 하는 경우, 수술을 안 하면 사망하게 되니 최선의 이익원칙에 따라 '수술한다'는 선택을 하게 됩니다.

그러나, 고령자진료에서의 대리의사결정의 경우는 '최선'의 선택이 명백하지 않는 경우가 많습니다. 만약 목숨을 구했다고 하더라도 누워 있는 채로 호흡기로 연명하는 신세가 될지도 모르는데 이를 '최선이라 말할 수 있을까?'라는 문제가 있기 때문입니다. 따라서

기본적으로 '최선의 이익원칙'은 고령자진료에서는 그다지 도움이 되지 않는다

고 생각하는 편이 좋습니다.

또한 대리인이 명백하게 환자 본인의 희망을 무시하고 그와 정반대의 요구를 하거나, 이해관계에 판단근거를 두어 환자에게 위해를 가하는 판단을 하고 있다고 생각되는 경우(예를 들어, 환자가 사망하면 연금을 받지 못하게 되어 자신이 경제적으로 어려워지므로 어떻게 해서든 살아있기를 바람), 환자를 지키기 위해 반대의 목소리를 내는 것이 의사의 책무입니다. 물론 대리인과 정면으로 대립하는 것은 아니고 '환자를 위한 의료를 한다'는 취지를 진중하게 설명하는 것입니다. 그럼에도 환자에게 위협이 될 가능성이 있다고 판단되는 경우 혼자서 고민하지 말고 일단 윤리위원

회와 상담하는 등 팀으로 대응하도록 합시다.

핵심포인트 3

환자·대리인·의료인에 의한 ACP로 의사 확인

대리의사결정에는 어려움이 동반되므로, 자신이 중병에 걸려 말을 못하게 되는 경우 '어떻게 하고 싶은가'에 대한 이야기를 사전에 나눠두는 것이 정말 중요합니다. 이러한 생각으로부터 태어난 것이 Advance·Care·Planning (ACP)입니다. ACP는 '가치관과 목표에 대해 대화를 하는 것'이며, 'DNR(소생치료거부) 등의 서류를 작성'하는 것이 목적이 아닙니다. 옛날에 유행했던 living will[7] 등의 사전 의료지시서(advance directive)와도 별개의 것입니다.

Living will은 SUPPORT시험이라고 하는 1995년에 진행된 대규모임상시험에서 그 유용성이 부정당한 이후 임상현장에서 쓰이지 않게 되었습니다. 그 이유는 의학적 지식을 가진 사람이 서류작성에 관여하지 않고, 환자와 변호사에 의해 서류가 작성되기 때문에 환자의 실제 의학적 상태를 반영할 수 없기 때문입니다.

또한 법률 문서이므로 문자량이 방대하며 용어가 복잡하기 때문에 바쁜 임상현장에서 그 정보를 적절하게 케어에 반영할 수 없기 때문입니다. 게다가 그 문장의 진의(眞意), 예를 들어 '회복의 가능성이 전혀 없는 경우 연명치료를 거부한다'라는 문장이 있다면, 어떤 상황이 '회복의 가능성이 전혀 없는' 상황인지 판단이 불가능하기에 실제로 도움이 안 된다고 여겨지고 있습니다. 따라서 지금은 '의사의 지도하에 대리인을 포함한 대화의 장을 마련하고 환자의 가치관을 모두 공유해 둡시다'라는 ACP의 접근법이 주류가 되어가고 있습니다(표 3-9).

7 역자 주: 본인이 직접 결정을 내릴 수 없을 정도로 위독한 상태가 되었을 때 존엄사를 선택할 지를 밝힌 유언 혹은 서류

표 3-9. ACP와 advance directive의 차이

	ACP	advance directive
목적	가치관에 관한 대화	서류 작성
참가자	환자, 대리인, 의료진이 모두 대화에 참가	환자, 변호사(혹은 공증인)
이후 케어에 영향	가치관을 모두가 공유함으로써 이후 대리의사결정 시에도 대리판단을 하기 쉬워짐	문장 해석이 어렵고 실제로 케어에 반영하기 어려움

ACP가 유용한 상황은 다음 3가지 '경우'입니다.

- 환자가 건강한 경우(대리인의 선정 및 환자가 신경학적으로 회복 불가능한 상황에 처했을 때 어떻게 하고 싶은지에 대해 대화를 한다)
- 생명을 위협하는 질환을 앓고 있고 그것이 진행되고 있는 경우
- 여명이 1년 이내인 경우로 추측되는 경우

물론 ACP를 행할 때는 환자가 동의능력이 있다는 걸 전제로 합니다. 또한 보통 ACP는 외래의 경과 관찰 중에 행해집니다. 보다 자세한 ACP 시행 방법은, 기본적으로 핵심포인트 4와 같은 구조입니다. 그 큰 흐름을 칼럼 1에 정리해 보았습니다.

칼럼 1 ACP를 진행하는 법

1. 대화 준비를 한다.
   a. '누가 출석해야 하는가', '어떤 이야기를 해야 하는가', '언제 해야 하는가' 등을 준비한다.

2. 대화를 시작하고 환자가 알고 있는 정보를 파악한다.
   a. ACP에 대해 설명한다('환자분들 모두가 다 하는 일입니다', '상태가 심각하므로 상태가 더 악화될 때를 대비하고자 합니다' 등).
   b. 환자가 대화에 참가하고 싶은 의욕이 있는지 확인한다.
   c. 이외에 누가 참가해야 하는지 물어본다 → 대리인 선정이 아직인 경우 선정을 한다.
   d. 환자의 현 상황에 대한 이해를 묻는다(자신의 상태에 대해 어디까지 이해하고 계신가요?).

3. 필요에 따라 새로운 정보를 제공한다.
   a. 환자가 이해하고 있는 바가 틀렸으면 의학적으로 올바른 정보를 제공한다.
   b. 예후에 대해 이야기한다.

4. 감정에 대처한다(핵심포인트 4 참고).
   a. 새로운 정보를 듣고 생긴 감정에 공감을 갖고 대처한다.
   b. 감정이 어느 정도 추스러지고 다음 단계로 갈 수 있을 때까지 참을성 있게 공감을 표한다.

5. 치료의 목표, 가치관에 대해 이야기를 나눈다.
   a. 중요한 주제들에 대해 물어본다('현재 남겨진 시간을 고려할 때 당신에게 있어 중요한 것은 무엇인가요?', '삶에 의미를 부여하는 것은 무엇일까요?', '무엇이 걱정되나요?', '무엇을 희망하나요?', '어떤 상황에 처할 때 사는 의미가 없다고 느끼나요?')

6. 가치관에 부합하는 치료 방침을 제안한다
   a. 대화를 통해 알게 된 환자의 가치관을 바탕으로, 그 가치관에 부합하고 실현가능한 계획을 제안한다.
   b. 필요하다면, CPR(심폐소생법), 삽관, 투석, 경관 영양에 대해서도 구체적인 계획을 제안한다.
   c. 어느 정도까지 대리인에게 판단의 자유를 줄지 논의한다('지금 시점에서 장차 일어날 모든 상황을 예상하는 것은 어려우며, 상황에 따라 지금 제안한 계획과는 다른 치료를 하는 것이 당신에게 이익일 수도 있습니다. 그러한 경우 대리인과 논의하여 대리인에게 그 상황 판단을 어느 정도 위임한다는 방식도 있습니다. 어떠신가요? 아니면 이것만큼은 양보할 수 없다는 것이 있나요?').
   d. 계획은 앞으로 언제든지 변경할 수 있다는 걸 알린다.
   e. 논의 내용을 문서로 남긴다.

핵심포인트 4

소믈리에 모드(Sommelier mode)로 질환 말기의 목표를 제안한다

● 목표에 대해 논의한다(Goals of care conversation).

- 항암제 치료가 효과가 더디다.
- 다발성 장기부전 상태다.
- 심부전으로 입퇴원을 반복하고 있다.
- 말기 인지증으로 오연성 폐렴을 반복하고 있다.

이러한 경우에는 치료목표에 대해 환자·가족과 논의할 필요가 있습니다. 이는 의미없는 치료를 피한다는 의미도 있지만, 첫 번째는 환자가 진심으로 원하는 치료를 받게 하기 위함입니다. 말기 환자의 치료방침 선택은 굉장히 어려우며 다양한 정보를 종합하여 판단해야 하기에 환자·가족은 의료진의 도움을 필요로 합니다. 이것은 젊은 사람이 충수염에 걸렸을 때 수술한다·안한다의 선택과는 다릅니다. 체력이 약해져 있는 고령 환자에게 항암제를 투여한다·안 한다의 선택인 것입니다.

그러나 대부분의 경우 명백한 정답이 없습니다. 그러나 그 선택으로 환자의 생사가 결정되므로 강한 감정적 부담을 동반합니다. 다들 '선생님이 제 주치의이시니 선생님이 결정해 주세요'라고 요청을 받은 적이 있을 겁니다. '그런 말을 하셔도 어떻게 하면 좋을지…' 혹은 '안 됩니다. 이건 당신이 결정해야 할 선택이니 제가 선택할 수는 없습니다'라고 대답해서 환자를 곤란하게 만든 적은 없나요…? 맞습니다. 의대를 다니거나 수련을 하면서 당연하다는 듯이 배워온

Informed consent[8]는 말기의 목표에 관한 논의를 할 때는 제대로 기능하지 않습니다.

8 역자 주: 생명윤리의 법리로, 환자에게 의학적 치료를 시행하기 전, 의사가 의료상의 진실을 환자에게 알리고 동의를 구해야 하는 것을 말한다.

때문에 전혀 다른 접근법이 필요합니다. 그것이 SDM (shared decision making)입니다. SDM은 '환자의 가치관 그리고 걱정거리'를 파악하여 이에 맞게 치료 방침을 의사가 제안하는 것입니다. 마치 소믈리에가 '맛의 기호와 예산, 요리' 등에 맞춰서 방대한 수의 와인 중 전문지식을 활용하여 가장 손님에게 맞는 와인을 엄선하여 제안드리는 것처럼 말이죠. 그 와인을 받을지 거부할지의 판단은 최종적으로는 환자의 선택입니다. 이 방식은 paradigm shift이므로 익숙해질 때까지 연습이 필요합니다.

SDM의 주의점

- 치료 방침을 제시할 때 의사 자신의 가치관을 반영하지 않는다.
  예: 'CPR(심폐소생술)이 무익해 보이는 경우여도, 환자가 종교적 이유로 CPR을 희망하는 경우 DNR(소생치료거부)를 권하기보다는 CPR 시행을 존중한다.'
- 환자의 가치관을 빠짐없이 파악한다.
- 감정에 적절히 대응한다.
- 검사 수치와 하나의 질환 등 세세한 것에 주목하기보다는 전체적인 그림을 보고, 넓은 시점으로 치료 방침을 생각한다.
- 계획을 제시할 때에는 '할 수 있는 것'을 먼저 제시하고 그 다음으로 '할 수 없는 것', '중지해야 하는 것', '피해야 하는 것'을 밝힌다.

SDM을 시행할 시 도움이 되는 대화 형식이 다음의 REMAP (Reframe/Expect emotion/Map/Align/Plan)이라 불리는 것입니다. 이 REMAP은 후술할 SPIKES(표 3-11)를 시행한 다음에 이어서 하는 것도 좋고 단독으로 사용해도 좋습니다.

- Reframe: 질환 상태를 '큰 그림'으로 다시 파악한다.

일단 SPIKES(표 3-11)를 시행하지 않은 경우에는 환자와 가족에게 질환 상태에 대한 이해에 대해 물어봅시다. 잘못 이해하고 있다면 올바른 의학적 지식을 전달합니다. 그때 SPIKES가 도움이 될 것입니다.

환자·가족이 질환 상태에 대해 올바르게 이해하고 있다면 그 상태를 '큰 그림'

로서 다시 파악할 수 있도록 도와줍시다. 즉, 지금까지는 치료와 입퇴원을 반복해도 어떻게든 되었지만 이번은 상황이 다르다는 것을 전달할 필요가 있습니다. 그렇게 하지 않는다면 언제나처럼 '이대로 항암제 치료를 계속해 주세요'라는 반응을 보일 것입니다.

- Expect emotion: 감정에 대처하다.

SDM은 보통 생사에 관여하는 판단이므로 강한 감정적 부담을 동반합니다. 상대방의 감정에 주목하여 후술할 NURSE(표 3-10) 등을 사용하여 제대로 감정에 대처합시다. 감정에 대해 대처를 하지 않고 다음 단계로 넘어가지 말도록 합니다.

- Map: mapping(가치관을 파악한다)

SDM의 포인트는 환자의 가치관을 파악하고 이에 맞게 치료법을 제공하는 것이므로 가치관을 제대로 파악하도록 합시다. 논의에 참여하는 것이 대리인뿐일 경우 대리인의 가치관이 아니라 '환자 본인'의 가치관에 대해 이야기하도록 합시다(핵심포인트 2 참고).

- '남겨진 시간을 고려할 때 가장 중요한 것은 무엇인가요?'
- '당신에게 있어 삶의 의미를 부여하는 것은 무엇인가요?'
- '지금부터의 일을 생각할 때 어떤 점이 걱정되나요?'

가치관을 파악할 때 하나의 답변을 듣고 만족하는 것이 아니라, '그 외에도 있나요?'를 묻고 가능한 많은 가치관·중요하게 생각하고 있는 것들에 대해 들을 수 있도록 합시다.

- Align: mapping을 통해 얻은 정보를 정리한다.

위와 같이 파악해낸 가치관을 의사인 당신이 제대로 이해하고 있는지 확인합시다.

- '정말 감사드립니다. 방금 한 이야기를 정리하자면 중요하게 생각하는 것은…, 그리고 피하고 싶다 생각하는 것은… 이군요. 맞나요?'

- Plan: 가치관에 부합하는 치료계획을 제시한다.

의사로서의 전문지식과 경험을 활용하여, 위와 같이 얻어낸 '중요하게 생각하는 것'을 가능한 달성할 수 있는 계획을 제시합시다. 중요한 것은 할 수 있는 것부터 제시하는 것입니다. '투석은 하지 않도록 합시다', '항암제는 하지 맙시다' 등 '하지 않는 것'들은 후술하도록 합니다. 환자·가족은 의사에게 '더 이상 할 수 있는 것이 없습니다'라는 말을 듣고 '버림받는' 것을 극도로 두려워합니다. 할 수 있는 것들을 먼저 제시함으로써 '방치하는 것이 아니다'는 취지를 전달할 수 있습니다.

- '당신이 소중히 여기고 있는 것을 알았으니 치료 방침에 대해 제안할 것이 있습니다. 말씀드려도 괜찮나요?'
- '통증의 전문가인 완화케어 의사를 팀에 합류하도록 하여 확실하게 증상을 관리합시다. 그리고 이 이상 항암제는 암에 대한 효과가 없고 오히려 고통을 증가시킬 뿐이므로 항암제 치료를 안 하는 것으로 하겠습니다. 어떻게 생각하나요?'

의사의 역할은 환자의 의사결정을 도와주는 것일 뿐, 최종적인 판단은 환자 자신이 해야 하므로 계획을 제시했다면 반드시 계획에 대한 환자의 의견을 듣도록 합시다. 그리고 환자의 의견을 반영하여 필요하다면 제시한 계획을 유연하게 변경하고 현실적인 계획을 의사와 환자가 상의하여 세워나갑시다.

추가로, 이야기한 내용을 차트에 기록하고, 필요하다면 그 계획을 반영할 수 있는 서류, 오더(DNR오더 등)를 작성한다는 것도 환자에게 설명하고 실제로 기록하도록 합시다.

칼럼 2 환자의 감정에 주목하여 대처한다(많은 정보를 전달하는 것보다 백배 중요)

암 등 중증 질환의 진단과 한정된 예후에 대해 이야기를 하는 것은 환자와 가족에게 강한 심적 부담이 됩니다. 슬픔, 충격 혹은 분노의 감정이 들 수도 있습니다. 우리 의료진은 프로로서의 입장을 유지하고 항상 냉정한 판단을 해야 하므로 감정을 억제하는 훈련을 받고 있습니다. 의사 Osler도『평정한 마음』중

'중추신경을 충분히 훈련하여 직업상 어떠한 시련을 만나도 확장근과 수축근의 미세한 움직임을 제어하여 안면 혈관에 어떠한 변화도 없도록 하라'

라고 말하고 있습니다.

어떠한 위기 상황에 처하더라도 마음을 다스리고 자신의 감정을 밖으로 드러내지 않고 냉정을 유지하는 것은 의사로서 필수불가결한 자질입니다. 그러나 말기 환자의 목표를 논의할 때는 그 자세가 꼭 옳다고는 할 수 없다는 점을 명심합시다.

환자가 강한 감정적 부담을 느끼고 있을 때 그 감정을 무시하지 않고 감정을 제대로 인정해주는 것이 중요합니다. 왜 중요할까요. **감정은 인지력을 흐리게 하기 때문입니다.** 암이라고 고지받은 후에 항암제 이야기를 해도 환자는 전혀 항암제 치료에 대한 이야기를 기억하지 못하는 경우도 있습니다. 또는 암 고지 자체를 거의 기억을 못할지도 모릅니다. 그것은 '환자가 제대로 듣지 않았다'가 아니라 당신이 '환자가 들을 수 있는 상태가 될 때까지 기다리지 않았다'는 것에 원인이 있습니다. 좋지 않은 소식을 전했을 때는 환자의 감정에 주목하여 그에 대해 제대로 대처하는 것이 많은 정보를 전달하는 것보다 백배 중요합니다.

그렇다면 어떻게 환자의 감정에 대처하면 좋을까요. 일단 감정을 인식하는 것이 중요합니다. 감정은 '대화 내용'뿐만 아니라 '표정', '목소리의 톤', '이야기하는 속도' 등에서도 읽어낼 수 있습니다. 중요한 것은 감정을 정확하게 '알아맞추는' 것이 아니라 감정의 기복이 생겼다는 점을 '알아채는' 것입니다.

그리고 감정의 기복을 '알아챘다면' **공감을 표현하도록 합니다**. 더 나아가 환자가 알 수 있는 형태로, 즉 말로 공감을 표현하는 것이 중요합니다. 이때 도움이 되는 것이 NURSE입니다(표 3-10).

상황에 맞게 그리고 당신의 스타일 맞춰서 NURSE로 공감의 말을 전하도록 합시다. 처음에는 어색할지도 모르지만 이렇게 공감을 표현하면 환자와 가족이 지금까지와 다른 반응을 하는 것을 알아채실 겁니다. 그리고 말뿐만이 아니라 마음으로도 공감하도록 해봅시다. 필자는 매일 이를 실천하고 나서 첫 대면인 환자 가족이라도 신속하게 신뢰관계(rapport)를 쌓을 수 있게 되었고 환자와 가족 간에도 충돌할 일이 없어졌습니다.

또한 '감정에 주목하고 공감을 표현하는 방법'이나 REMAP 등의 커뮤니케이션 스킬을 알려주는 'VitalTalk'라는 코스가 미국에 있으며, 필자는 VitalTalk 일본판 작성에 참가하고 있습니다. 자세한 것은 VitalTalk 일본판 페이스북 페이지(www.facebook.com/vitaltalk.jp)를 참고해 주세요.

표 3-10. NURSE

Name: 감정을 언급한다	무언가 '불안'하다고 생각하는 점이 있으시죠.
Understand: 이해를 표한다	충격이 크셨겠네요.
Respect: 경의를 표한다	편찮으신데도 자녀분들을 돌보시다니 대단하시네요.
Support: 지지를 표한다	이 힘든 상황을 이겨내실 수 있도록 저희들이 전력으로 돕겠습니다.
Explore: 깊게 파고 든다	괜찮으시다면 그건 어떤 의미인지 좀 더 자세하게 알려주시겠나요? 어떤 기분이십니까?

핵심포인트 5

SPIKES를 활용하여 좋지 않은 소식을 전한다

암이나 악화되어 가는 다발성 장기부전 등 '좋지 않은 소식'을 환자와 가족에게 전하는 것은 고령자진료에서 자주 있는 일입니다. 그러나 의사는 일반적으로 고지(告知)하는 방법에 대한 훈련을 받지 않으므로 어려워하는 사람도 많을 겁니다. 사실 필자도 그랬습니다. 이러한 종류의 이야기는 왜 하기 어려운 걸까요. 강한 감정적 부담이 발생하기 때문입니다. 환자뿐만 아니라 의사에게도 그렇습니다. 어느 쪽이든 칼럼 2처럼 감정에 신경을 쓰고 공감을 표하는 것이 중요한 포인트입니다.

실전에서는 나쁜 소식을 전할 때의 대화 형식(frame)인 SPIKES(표 3-11)를 활용해보시길 바랍니다. 제가 활용하는 고지(告知) 노하우를 다음과 같이 정리해 보았습니다.

Dr. Uemura가 실제로 쓰고 있는 고지 노하우

- 환자가 동의능력이 없다고 여겨지는 경우, 반드시 가족이나 대리인을 논의에 참여토록 한다. 동의능력이 없어도 환자와 가족이 희망한다면 환자 본인도 논의에 참가시키는 것을 검토한다.
- 환자·가족이 현재 상황을 어떻게 이해하고 있는지를 일단 듣는다(환자·가족이 어떤 관점에서 현재 상황을 보고 있는 것인지 알 수 있다).
- 설명하기 전에 설명을 시작해도 좋은지 묻는다.
- 상황에 따라서는 어느 정도 알고 싶은지를 묻는다('나쁜 소식이라 할지라도 전부 듣고 싶나요?', '아니면 가족이 대신 들어줬으면 하나요?').
- 소식을 전하기 전에 경고 사인(warning shot)이라 불리는 표현을 쓰는 경우도 있다('그다지 좋지 않은 결과를 전해드려야 할 것 같습니다').
- 소식을 전할 때는 빙빙 돌리지 말고 간결한 문장으로 직설적으로 전달한다('검사 결과 폐암이 발견되었습니다' ○, '이전 촬영한 흉부 X-ray에서 우측 폐 위쪽에 3 cm 정도의 음영이 있어 흉부 CT로 자세히 살펴본 결과 경계가 불명확한 종양이 발견되었습니다. 림프절 종창도 보입니다' ×)
- 나쁜 소식을 전달한 이후에는 반드시 감정에 신경 쓴다.
- 상대방이 감정을 어느 정도 추스리고 다음 단계의 이야기를 할 수 있을 때까지 공감을 표하며 기다린다.
- 감정이 추스러지고 치료와 이후의 검사의 이야기가 가능한 상태가 되면 이야기를 시작한다.
- 치료에 대해서는 '할 수 있는 일'부터 말한다('중지할 것'부터 먼저 말하지 않는다).

[우에무라 타케시]

표 3-11. SPIKES

Setup: 논의를 준비한다	• 차트를 다시 보며 전달할 내용을 확인한다. • 논의에 참여하는 의료진을 확인한다(주치의, 전문과 의사, 간호사, 사회복지사, 심리사 등). • 의료진 간에 의학적 지견을 일치시킨다(예후의 견해나 치료의 선택지 등). • 조용하고 논의에 집중할 수 있는 장소를 확보한다. 사람 수만큼의 의자를 준비. 휴지를 두는 것도 잊지 않는다. • 환자 이외에 누가 논의에 참가해야 할지 확인한다.
Perception: 환자의 이해를 파악한다	• 논의를 시작하기 전에 참가자 모두 자기소개를 한다. • 어떤 이유로 이 논의의 장을 마련했는지 간결하게 설명한다('오늘은 생검 결과에 대해 이야기를 나누기 위해 모였습니다'). • 환자의 이해를 파악한다('본인 상태에 대해 어떤 설명을 들었나요?')
Invitation: 본론으로 들어가도 좋은지 물어본다	• 본론으로 들어가도 좋은지 물어본다('생검 결과에 대해 설명을 시작해도 될까요?'). • 물어봄으로써 환자에게 대화의 주도권을 위임한다. • 환자가 소식을 들을 준비가 되어 있는지 파악한다.
Knowledge: 나쁜 소식을 전한다	• 상황에 따라 경고 사인을 낸다. • 나쁜 소식을 간결하게 그리고 솔직한 말로 전한다.
Emotion: 감정에 대처한다	• 어떤 감정이 생겼는지를 파악한다. • 감정에 대해 공감을 표한다(표 3-10의 NURSE 참고). • 감정이 명확하지 않은 경우에는 '지금 한 이야기는 예상했던 것입니까?'라고 물어봐도 좋다.
Summary: 이후 예정을 정리한다	• 환자의 감정이 어느 정도 안정되고 나서 이야기를 진행한다. • 이후의 검사 예정과 치료에 대해 설명한다. • 환자가 마음의 준비가 되어있고 상황적으로 적절하다면 목표에 관한 논의(REMAP)를 그대로 이어나가도 된다.

핵심 정리

1. 의사결정에서는 환자의 동의능력을 확인한다.
2. 대리의사결정은 '대리인의 희망'이 아니라, '환자의 희망'을 대리인과 함께 추측하는 것이다.
3. ACP의 목적은 환자의 희망에 대해 이야기를 나누는 것이지 DNR을 작성하는 것이 아니다.
4. 감정에 주의를 기울이고 NURSE를 사용하여 공감을 표한다.
5. 질환 말기의 목표에 대해 이야기를 나눌 때는 '환자의 희망'을 묻고 이에 부합하는 계획을!(의사로서의 소믈리에 제안력을 발휘할 때)

관련 블로그 기사

1. 「アメリカでなぜACPが普及しているのか」
(http://ameilog.com/nobukolapreziosa)
2. 「事前指示書が定着 日本でも普及可能ー内側から見た米国医療22」
(http://ameilog.com/atsushisorita/2015/12/12/084400)
3. 「入院患者すべてに延命の希望を確認ー内側から見た米国医療21」
(http://ameilog.com/atsushisorita/2015/11/23/033937)
4. 「透析をやめるとき」
(http://ameilog.com/takamitsusaigusa)

참고문헌

1. A controlled trial to improve care for seriously ill hospitalized patients. The study to understand prognoses and preferences for outcomes and risks of treatments (SUPPORT). The SUPPORT Principal Investigators. JAMA. 1995;274(20):1591-8.
2. Assessment of decision-making capacity in adults[Internet]. UpToDate. Available from: https://www.uptodate.com/contents/assessment-of-decision-making-capacity-in-adults.
3. Childers JW, Back AL, Tulsky JA, et al. REMAP: A Framework for Goals of Care Conversations. J Oncol Pract. 2017;13(10):e844-e850.
4. Discussing goals of care[Internet]. UpToDate. Available from: https://www.uptodate.com/contents/discussing-goals-of-care.
5. Kim H, Deatrick JA, et al. Ulrich CM. Ethical frameworks for surrogates' end-of-life planning experiences : A qualitative systematic review. Nurs Ethics. 2017;24(1):46-69.

6. Kon AA, Davidson JE, Morrison W, et al. Shared Decision Making in ICUS : An American College of Critical Care Medicine and American Thoracic Society Policy Statement, Discussing Treatment Preferences With Patients Who Want "Everything". Crit Care Med. 2016;44(1):188-201.

7. NURSE statements for articulating empathy[Internet]. Available from: https://www.vitaltalk.org.

8. Scheunemann LP, Ernecoff NC, Buddadhumaruk P, et al. Clinician-Family Communication About Patients' Values and Preferences in Intensive Care Units. JAMA Intern Med. 2019;179(5):676-84.

9. Shalowitz DI, Garrett-Mayer E, Wendler D, et al. The Accuracy of Surrogate Decision Makers A Systematic Review. Arch Intern Med. 2006;166(5):493-7.

10. Wright AA, Zhang B, Ray A, et al. Maciejewski PK, Prigerson HG. Associations Between End-of-Life Discussions, Patient Mental Health, Medical Care Near Death, and Caregiver Bereavement Adjustment. JAMA. 2008;300(14):1665-73.

11. アンソニー・バック (著), 植村健司 (訳) 米国緩和ケア医に学ぶ医療コミュニケーションの極意. 東京: 中外医学社; 2018.

12. ウィリアム・オスラー (著), 日野原重明 (訳), 他. 平静の心オスラー博士講演集. 東京: 医学書院; 2003.

13. デカルト (著), 谷川多佳子 (訳). 方法序説. 東京: 岩波文庫. 1997.

13장

앞으로의 고령자진료

The needs of elderly frequently fall between the two bodies – the individual being not sick enough to justify admission to hospital and yet too disabled or frail for a vacancy in a Home.

- Marjory Warren (1897-1960)

아프지만 입원 치료까지는 필요하지 않은 환자와 장애와 쇠약으로 집에서 나오지 못하는 환자, 이 두 환자의 경계선에 고령자에게 필요한 것들이 있습니다.

핵심포인트 1

멸종위기종인 노년의학과 의사

● 고령화가 되어 가는 미국

초고령사회인 일본처럼 미국도 사회의 고령화가 진행 중입니다. 65세 이상의 고령자 인구는 2030년 7,700만 명이 된다고 하며 2050년에는 인구의 약 20%, 5명 중 한 명이 고령자가 됩니다. 2030년에 3명 중 한 명이 고령자가 되는 일본과 비교하면 그다지 큰 일은 아닌 것 같습니다만, 미국의 시장규모와 의료현황을 생각하면 사람들의 건강과 의료 시스템, 의료비로 인한 충격은 상당할 것으로 예상됩니다.

사회가 고령화됨에 따라 환자의 연령도 고령화됩니다. 당연히 노년증후군과 다양한 만성질환이 병존하는 고령 환자의 증가가 예상됩니다. 고혈압, 당뇨병, 뇌경색과 인지증 혹은 우울, 사회적 고립, 그리고 신체기능의 저하 등. 나이가 듦에 따라 만성질환의 수도 증가하고 질환 간의 상호 연관성도 복잡해지겠죠. 폴리파머시 문제도 한층 심화될 것이 명백합니다.

● 인기가 낮은 노년의학과 연수

그렇다면 이러한 고령 환자의 증가를 바탕으로 '노년의학과 의사가 되기 위한 연수 프로그램의 인기는 급상승(!)... 전문의 수도 폭발적으로 증가'라고 생각할 법하지만 상황은 전혀 반대입니다. 사실,

미국의 노년의학과 의사(노년의학과 전문인정의 수)는
최근 10년간 증가하지 않았다.

오히려 감소경향(미국 전체에서 7,000명 전후)입니다. 게다가 노년의학과 펠로우십 트레이닝[9]을 제공하는 프로그램 수는 미국 인구에 비해 증가하지 않았으며, 수많은 노년의료 펠로우십 프로그램은 정원 미달 상태가 이어지고 있습니다. 2018년에는 139개의 프로그램 중 정원을 채운 것은 35개의 프로그램. 387개의 채용 공고에 비해 176명밖에 채용되지 않았습니다(50% 이하). 2018년 미국 fellowship match(세부 전공 모집)는 역대 최고인 10,778명이 응모, 80% 이상의 정원이 채워졌고 8,753명이 채용되었다는 점을 고려하면 유감이지만 노년의학과는 인기가 없는 과 중 하나라고 해도 과언이 아닙니다.

9 주로 내과 전문의 수련(3년) 혹은 가정의학과 전문의 수련(3년) 후에 선택하는 수련 과정(fellowship)

핵심포인트 2

고령자진료는 노년의학과 의사뿐만으로는 좋아질 수가 없다

하나 중요한 점은, 노년의학과는 세부 전공(subspeciality)으로서 의대생과 연수의에게 인식되고 있다는 점입니다. 즉 Big 'G' Geriatrics(2장 참고)를 의미합니다. 내과나 가정의학과 전문 트레이닝을 마친 후 추가로 1년간의 트레이닝을 받는 노년의학과를 지망하는 의대생은 학생들 사이에서도, 교관·다른 지도의사로부터도 기이한 시선을 받게 되거나 심지어 '촌스럽다' '매력적이지 않다'고 여겨지고 있는 실정입니다. 즉, 노년의학과는 '멋지지 않을' 뿐만 아니라 '1년간 상근의사로 근무해서 벌 수 있는 돈을 날린다'는 부담 또한 있기 때문에 거액의 학자금 대출을 끼고 있는 의대생이 선택하기 어려운 이유 중 하나가 됩니다.

직업의 이미지와 수입뿐만이 아닙니다. 고령자진료의 복잡성·불확실성의 영향도 있습니다. 학생은 복잡한 증례에 조우하여 불확실한 요소와 대치했을 때 '불확실=자신 없음·정통하지 않음=그 과랑 맞지 않다'고 느끼는 경우도 있습니다. 이것도 노년의학과를 전공하지 않는 이유의 하나일지도 모릅니다.

예를 들어 다음 같은 경우처럼 말이죠.

의대생과 수련의가 불안해하기 쉬운 케이스

93세 여성. 독거·생활보호, 시력·청력장애. 우울, 만성신부전, 당뇨병, 고혈압, 복약 지시이행에 영향을 끼칠 정도의 인지기능장애. 불안정 보행으로 보행기 사용. 이 환자의 만성 요통·변형성 슬관절증의 통증 관리를 어떻게 하면 좋은가?

이런 환자와 조우하게 되면 다양한 병존질환과 불확실 요소를 눈앞에 두고 불안해하지 않는 의대생과 수련의는 많지 않을 것입니다.

허나 노년의학과를 선택하지 않는다고 해서 고령자진료로부터 도망칠 수 있을까요? 초고령사회의 압도적인 환자층, 눈앞에 펼쳐지는 블루오션에 대해 어떻게 대처하면 좋을까요.

더 나아가서 노년의학과 의사가 존재하지 않고 수많은 의사가 현재 방식의 노년의학과 연수를 희망하지 않는 가운데 미래의 고령자진료에 필요한 것, 그것은

개인 차원과 조직 차원에서의 고령자진료 전략

이라고 저는 생각합니다.

핵심포인트 3

개인 차원에서의 'G'eriatrics, 5Ms의 실천

개인 차원에서의 전략은 2장에서 다뤘던 Little 'g' geriatrics로서 5Ms를 실천하는 것입니다. 반복해서 말하지만 고령 환자에 관여하는 모든 의료진이 고령자진료의 핵심을 아는 것, 그리고 개인이 할 수 있는 범위에서 숙달하는 것이 중요합니다. 말하자면

한 명 한 명이 조금씩 앞으로 나아간다

는 것이죠. '무엇을 전문으로 하고 있는가'와 상관없이 고령자에게 흔한 건강문제에 대해 '언제든지', '어디서든지', '누구든지' 조금씩이라도 대응할 수 있다면, 전체로서는 훌륭한 고령자 친화적 의료를 제공할 수 있다는 것입니다. 모든 의사의 geriatrician화를 진행할 때 이 책에서 몇 번이나 다뤘던 5Ms와 완화케어의 핵심을 실천하는 것이 반드시 도움이 될 것입니다.

영국에서 노년의료를 인지·보급하는 데 공헌한 Marjory Warren는 1946년에 작성한 논문 'care of the chronic aged sick'에서 고령자진료의 요체를 다음과 같

이 4가지 항목으로 정리했습니다. 이 항목은 5Ms의 실천은 물론 각자가 실천하고자 하는 고령자진료의 지침이 됩니다.

Marjory Warren의 고령자진료(4가지 지침)

- To prevent illness(질병의 예방): 상태가 나빠지는 것을 예방한다. 건강의 유지
- To reduce disability as much as possible(장애를 줄인다): 신체·인지기능의 유지, 향상, 회복
- To strive for maximum independence(자립을 추구): 가능한 한 자립하는 생활을 할 수 있도록 환경, 서포트, 증상 관리
- To educate the older person to cope with disability(장애 대응 교육): 신체·인지·정신·사회적 기능저하에 대해 어떻게 대응, 순응 그리고 공존해갈지를 교육한다.

핵심포인트 4

고령자 친화적인 의료 시스템을 위하여

개인 차원에서의 변화만으로는 보다 좋은 고령자진료를 안정적으로, 지속적으로 제공하는 것에 한계가 있습니다. 그렇기에 조직 차원의 변화도 필요합니다.

그러나 지금까지의 의료기관과 의료시스템은 고령자에게 친화적이지 않았습니다. '소음이 끊이질 않는 병실', '보행기로 다니기에는 좁은 화장실', '시력장애가 있는 고령자는 읽을 수 없는 작은 문자 표기', '의료종사자들의 노년증후군에 대한 지식부족', '정기적으로 다니기에는 장애물이 많은 진료소' 등 예를 들자면 끝이 없습니다.

여기서, The John A. Hartford Foundation과 Institute for Healthcare Improvement (IHI)가 중심이 되어 2017년에 제창된 것이,

고령자 친화적인 케어(Age-friendly care)

입니다.

이는 의료 내 한 프로그램이 아니라 의료 전체를 변화시키기 위한 움직임입니다. 개인 차원에서 고령자진료 레벨을 향상시킬 뿐만 아니라 조직으로, 시스템적으로 고령자에게 보다 좋은 의료를 제공하는 구조를 만들기 위한 뼈대 세우기(framework)이며 조직 차원에서의 고령자진료 전략입니다.

고령자 친화적인 케어를 제공하는 의료기관은 4Ms 프레임 워크를 실천합니다(표 3-12).

IHI는 2020년 말까지 미국 의료기관의 20%가 고령자 친화적인 케어를 실천하는 것을 목표로 하고 있습니다. 인정 프로세스도 있고 매사추세츠 종합병원을 포함한 지금도 수많은 병원·의료기관이 고령자 친화적인 케어를 실천, 또한 age-friendly healthcare system으로 인정받기 위해 개선·변혁을 진행하고 있습니다.

표 3-12. 고령자 친화적인 의료기관이란?(병원편)

<table>
<tr><th>4Ms를 세트로 실천한다</th><th>고령자 친화적인 의료기관(병원)</th></tr>
<tr><td>What Matters(중요한 것은 무엇인가)
고령자의 의향과 희망을 파악하고 이에 부합한 케어를 한다.</td><td rowspan="4">• 고령자에게 중요한 것이 무엇인지를 묻고 기록하여 의료기관에 공유한다.
• 환자가 가장 중요하다 생각하는 것을 중요한 것을 존중한 케어 계획을 세운다.
• 고령자에게 위험이 큰 약물을 체크하고 리스트로 만든다.
• 고령자에게 위험이 큰 약물을 중지하고 기록한 후 변경 사항을 환자·팀에게 전달한다.
• 섬망 스크리닝은 12시간마다 행하여 기록한다.
• 충분한 수분을 보충한다.
• 시간·장소·입원 이유 등 견당식(見当識)을 유지한다.
• 안경, 보청기 등을 준비한다.
• 불면에는 비약물적 개입을 행한다.
• 보행기 등의 보조기구를 준비하고, 신체기능제한을 스크리닝, 기록한다.
• 조기에·자주·안전하게 몸을 움직인다.</td></tr>
<tr><td>Medication(약)
투약이 필요한 경우 고령자의 신체기능·정신에 악영향을 끼치지 않도록 고령자 친화적인 약을 사용한다.</td></tr>
<tr><td>Mind/Mental(정신)
섬망의 예방, 발견, 치료, 대응을 한다.</td></tr>
<tr><td>Mobility(신체기능)
매일 고령자가 안전하게 몸을 움직일 있도록 하고 본인에게 소중한 일을 할 수 있도록 한다.</td></tr>
</table>

환자는 딱히 '노년의학과 의사'에게 진찰받고 싶어하는 건 아닙니다. 보다 좋은 의료를 받을 수 있다면 누구라도 좋을 것입니다. 그리고 그러한 진료를 받을 수 있다면 어느 곳이라도 좋을 것입니다. 그러므로 이러한 시도는 모든 의료인·의료기관에게 있어 환자와 사회에 공헌할 수 있는 큰 기회라고 할 수 있겠습니다.

[히구치 마사야]

핵심 정리

1. '노년의학과 의사 멸종위기종설'은 사실이다.
2. 고령자진료는 노년의학과 의사만으로는 개선할 수 없다.
3. 개인 전략: 노년의학과적 메타 사고, 의사 차원에서의 Little 'g' 실천
4. 조직 전략: 고령자 친화적인 케어를 목표로 한다.

관련 블로그 기사

1. 「本音トーク3「2025年問題」と「high-value care」を直視せよ」
(http://ameilog.com/c/pdf/book_hospitalist/01.pdf)

참고문헌

1. Callahan KE, Tumosa N, Leipzig RM, et al. Big 'G' and Little 'g Geriatrics Education for Physicians. J Am Geriatr Soc. 2017;65(10):2313-7.
2. Fulmer T, Mate KS, Berman A. The Age-Friendly Health System Imperative. J Am Geriatr Soc. 2018;66(1):22-4.
3. Hafner K. As Population Ages, Where Are the Geriatricians?[Internet] The New York Times. Available from: https://www.nytimes.com/2016/01/26/health/where-are-the-geriatricians.html
4. https://centerforhealthjournalism.org/our-work/insights/heres-why-geriatrics-really-shouldnt-be-medical-specialty
5. https://hcup-us.ahrq.gov/reports/statbriefs/sb225-Inpatient-US-Stays-Trends.jsp
6. https://www.nrmp.org/match-data-analytics/fellowship-data-reports/

7. Kane RL. The future history of geriatrics: geriatrics at the crossroads. J Gerontol A Biol Sci Med Sci. 2002;57(12):M803-5.

8. Meiboom AA, De Vries H. Why medical students do not choose a career in geriatrics : a systematic review. BMC Med Educ. 2015;15.

9. Petriceks AH, Olivas JC, Srivastava, et al. Trends in Geriatrics Graduate Medical Education Programs and Positions, 2001 to 2018. Gerontol Geriatr Med. 2018;4:2333721418777659.

10. Reynolds SL, Hagedom A, Yeom JH, et al. A Tale of Two Countries- the United States and Japan: Are Differences in Health Due to Differences in Overweight? J Epidemiol. 2008;18(6):280-90.

11. St John PD, Hogan DB. The Relevance of Marjory Warren's Writings Today. Gerontologist. 2014;54(1):21-9.

12. Warren MW. Care of the chronic aged sick. Lancet. 1946;1(6406):841-3.

13. What Is an Age-Friendly Health System?[Internet] IHI-Institute for Healthcare Improvement. Available from: http://www.ihi.org/Engage/Initiatives/Age-Friendly-Health-Systems/Documents/AgeFriendly_4MsBySetting_FullGraphic.pdf.

14. 内閣府. 第1章第1節1 (2) 将来推計人口でみる50年後の日本 | 平成24年版高齢社会白書 (全体版) [Internet] Available from: https://www8.cao.go.jp/kourei/whitepaper/w-2012/zenbun/s1_1_1_02.html.

저자 후기

『노인을 위한 의학은 있다 - 고령자진료의 바이블』, 어떠셨나요. 분명 다양하고 충격적인 발견이 있었을 겁니다. 저도 미국에서의 노년의학과 연수를 통해 의료에 대한 제 사고방식이 크게 달라졌기 때문입니다.

이 책을 읽고 있는 여러분은 분명 신체 진찰을 중요하게 여기고 감별 질환을 폭넓게 제시할 수 있으며 검사의 민감도·특이도를 숙지한 일명 '실력 있는 의사'를 목표로 하고 있겠죠. 저도 일본에서 내과의사로서 근무하던 시절은 그랬습니다. 그러나,

그러한 기존의 내과적 스킬만으로는
고령자에게 '최선'의 의료를 제공할 수 없다

는 걸 당시에는 전혀 눈치채지 못했습니다. 어떤 고령 환자에게서 폐렴구균을 발견하여 페니실린으로 폐렴을 치료하여 뿌듯해하고 있었는데, 그 환자가 누워만 있게 되어 퇴원 후 갈 곳을 못 찾고 있다는 건 신경도 쓰지 않았습니다. 외래 진료에서 '선생님, 저는 이미 충분히 오래 살았으니까 이제 편하게 가고 싶어요'라고 호소하는 등이 굽은 조그마한 할머니의 말도 '무슨 말을 하시는 거예요… 앞으로도 더 오래 사실 수 있어요'라고 말하며 흘려들을 뿐이었습니다. 그러다가 그 환자가 패혈성 쇼크로 응급 이송되어 오면, '혈액 배양 검사(血培) 2세트, 생리 식염수 투여(生食全開)!'라고 간호사에게 오더를 내리고 난동을 피우지 못하도록 팔을 모두 다 같이 환자를 눌러잡고 20 G의 주삿바늘을 찌르고 있는 저 자신이 있었습니다.

그렇습니다. 제가 보고 있었던 것은 한 명의 사람으로서의 환자가 아니라 질환의 집합체로서의 '증례'에 지나지 않았습니다. 환자에게 있어서의 '최선'을 알려고도 하지 않고 의료진에게 있어서의 '최선'을 강요하고 있었던 것뿐이었습니다.

의료의 기원을 거슬러 올라가면 원숭이의 털 고르기에 도달한다고 합니다. 유사 이래로도 의료는 오랫동안 주술의 영역을 벗어나지 못했지만 그럼에도 인류는 '사람'이 되기 전부터

병으로 고통받는 자에게 위로를 제공해 왔습니다. 이후 17세기의 르네상스를 계기로 과학이라는 강력한 무기를 손에 넣으면서 질환의 메커니즘이 밝혀지고 수많은 질환을 치료할 수 있게 되었습니다. 그러나 그 결과, 의료의 초점이 '환자를 치료한다'에서 '질환을 치료한다'로 옮겨져 버렸습니다.

진화란 환경의 변화에 맞춰서 적응해나가는 것입니다. 초고령사회라는 환경의 격변에 직면해있는 현재, 의료는 또 다시 진화를 해야 한다고 생각합니다. 다시 말하자면

기존의 질환 접근법을 소중히 하면서
한 명의 사람인 환자에 초점을 맞춰가는 의료로 진화

하는 것이 필요하게 된 것입니다. 그리고 노년의학과는 그 진화의 열쇠가 될 것입니다.

집필 기회를 주신 소리타 아츠시(反田篤志) 선생님께 감사의 말씀을 드립니다. 공동 저자인 히구치 마사야(樋口雅也) 선생님, 같이 일할 수 있어서 행복했습니다. 그리고 편집부의 호도타 야스히로(程田靖弘) 님은 '이런 마감 일정, 지킬 수 있을 리가 없잖아요!'라며 제가 적반하장으로 화를 냈음에도 불구하고(쓴웃음), 포기하지 않으시고 어른스러운 대응을 해주시며 제 문장을 주옥 같은 원고로 다듬어주셨습니다.

이 책을 계기로 한 사람이라도 더 많이 고령자에게 진정한 의미에서 '최선'의 의료를 제공할 수 있기를 절실히 기원합니다.

2020년 7월 길일(吉日)
하와이의 푸른 빛으로 빛나는 바다를 바라보며
공저자 우에무라 타케시(植村 健司)

색인

I

L

M

N

O

P

Q

R

S

T

V

W

ㄱ

ㄴ

ㄷ

ㅁ

ㅂ

ㅅ

ㅇ

ㅈ

ㅊ

ㅋ

ㅌ

ㅍ

ㅎ

숫자